AF220261

MADNESS.

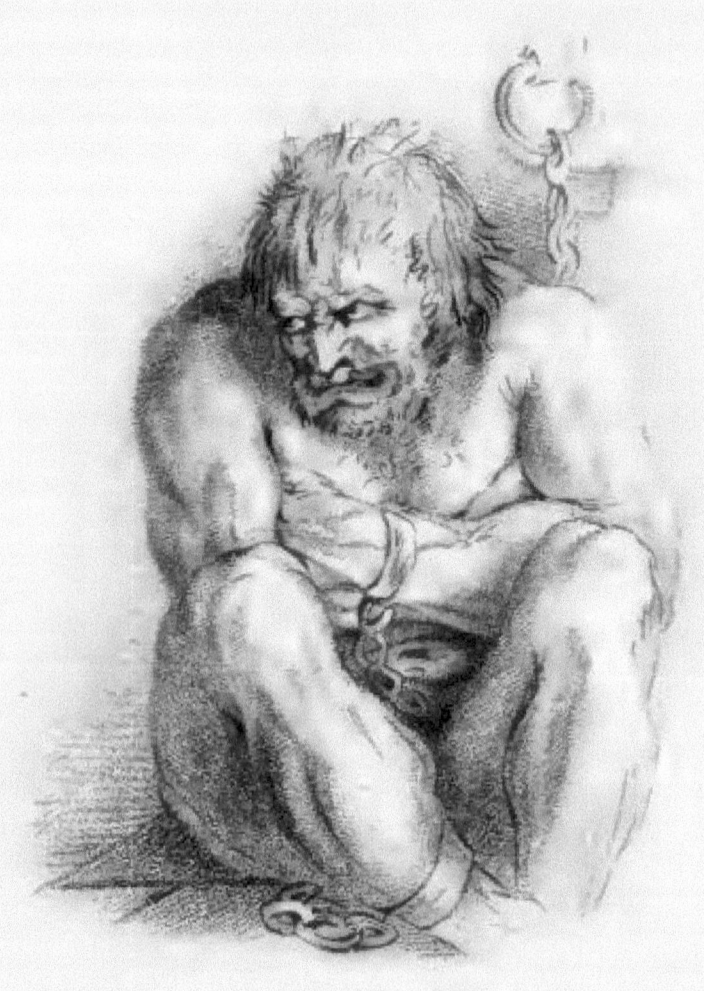

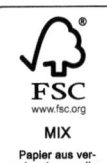

Jakob Landolt

Die Verrückten

Irrsinn in der Geschichte

Psychischkranke im Mittelalter

Band 2

Autor: © 2021 Jakob Landolt

Einband: Jakob Landolt

Foto: Charles Bell, ‚Madness' (1806)
                    Sir Charles Bell (1774 - 1842)
                    In: Essays on the anatomy of expression in painting
                    (Essay V, S. 153)

Herstellung und Verlag :   BoD – Books on Demand,
                    Norderstedt

                    www.bod.ch

Printed: Germany

Bibliografische Information der Deutschen Nationalbibliothek
Die Deutsche Nationalbibliothek verzeichnet diese Publikation in der Deutschen
Nationalbibliografie; detaillierte bibliografische Daten sind im Internet über
http://dnb.d-nb.de abrufbar.

ISBN   978-3-7543-3528-4

Dieses Buch erscheint auch als E-Book

Inhaltsverzeichnis:

Band 2: Psychisch Kranke im Mittelalter

Ausblick auf Band 3

Literatur und Quellen

Irrsinn in der Geschichte

Einführung Band 2.
Dieses Kapitel beinhaltet Ausführungen zur Geschichte des Irrsinnes. Wir beginnen mit der christlichen Dämonologie. Nach christlicher Auffassung bevölkerten Dämonen den schwachen menschlichen Geist und trieben diesen zum Wahnsinn. Ein vom Wahnsinn befallener Mensch liess Dämonen in seinem Geiste zu, wenn er vom richtigen Glauben abfiel.

Dann behandeln wir die Klostermedizin (monastische Medizin), in dem wir näher eingehen auf Hildegard von Bingen. Im Weiteren beleuchten wir dann die Welt der Bader und Quacksalber des Mittelalters, erwähnen Steinschneider und Wundheiler und gelangen schliesslich zu den Narren dieses Zeitalters.

Erste, frühe Irrenhäuser resp. eigens für Irre zur Verfügung gestellte Abteilungen entstanden, in denen auch Irre eine Aufnahme fanden, beispielsweise in Bürgerspitälern, Gefängnissen, Armenhäusern oder Leprosorien. Die Irren des Mittelalters wurden aus der Gesellschaft ausgeschlossen, in dem man sie in Dorenkisten und Narrenkäfige steckte und malträtierte.

Psychisch Kranke im Mittelalter

Das Mittelalter selbst bezeichnet die Zeit nach dem Ende der Antike, also vom **6. bis zum 15. Jahrhundert**, bis zum Beginn der Neuzeit. Eine Psychiatriegeschichte zu verfassen, die die Zeit des Mittelalters umfasst, die rund 1000 Jahre zu überblicken hätte, wäre sicherlich sinnvoll und spannend. Dieses Kapitel jedoch kann hierzu höchstens punktuell auf diese eher düstere, mittelalterliche Zeitepoche eingehen, während dieser der Umgang mit Seelenproblemen kaum wesentliche Fortschritte machte und eigentlich nicht über die Medizin-Ethik eines Hippokrates und Galen hinaus kam.

Psychisch Kranke wurden jedoch wieder stärker dämonisiert, verfolgt, unter Gottesurteile gestellt, in Kerker geworfen, gefoltert und auf Scheiterhaufen verbrannt oder in Flüsse und Seen geworfen, selbstverständlich gefesselt und geknebelt, damit sichtbar wurde, ob der Teufel da seine Hand im Spiel habe oder nicht. Denn jetzt kam das rigide Christentum ins Spiel und trug sein Teufelswerk vor.

Generell kann man zur Psychiatriegeschichte des Mittelalters sagen, dass der Einfluss der Lehren eines Hippokrates und Galen innerhalb der westlichen Welt noch für lange Zeit weiter bestand, mit dem Unterschied, dass jetzt wieder religiöses Denken, genauer christlich religiöses Denken und Urteilen in den Vordergrund trat. Eine tiefschwarze, diabolisch gefärbte Dämonologie setzte sich wieder verstärkt in die Köpfe von Ärzten, Wissenschaftlern, Kirchenfürsten, Politikern und Fürstenhäusern. Was ‚wissenschaftlich' nicht erklärt werden konnte, wurde mit dem christlichen Glauben erklärt, vor allem mit dem Abfall von diesem Glauben, der drakonisch bestraft wurde. Geahndet wurde der Unglauben, der in die Sündhaftigkeit und zur Gotteslästerung führte.

Politische Wirren und Völkerwanderungen resp. der Einfall von ‚barbarischen' Stämmen in die gebildete antike Welt führte in Westeuropa, die die Welt eines Hippokrates wie die Welt der ersten Demokratie der Welt erbte, erst einmal zum Verlust von höherem Medizinwissen. Die Spirale der wissenschaftlichen Erkenntnis drehte sich quasi wieder zurück zur religiösen Erkenntnis. Psychiatrische Erkrankungen drängten sich insofern in den Vordergrund, als dass diese seelischen Krankheitsbilder dem erstarkten christlichen Glauben verdächtig ins Auge stachen. Denn bei diesen Menschen musste etwas Grundsätzliches schief gelaufen sein in ihrem Seelenleben. Da musste der Teufel im Spiel sein. Auf jeden Fall wurden diesen Krankheitsbildern der Teufel schnell einmal ausgetrieben. Die Teufelsaustreibung war angesagt. Gemäss Bibel war Jesus von Nazareth der Begründer und Förderer dieser Massnahmen. Er autorisierte seine Apostel dazu.

Nur gebildete, eher weltlich-medizinisch orientierte Kulturen hätten die Voraussetzung, mit ihren psychisch Kranken milder (humaner und verständnisvoller) umzugehen. Leider tun selbst diese Kulturen das nicht immer. Aber immerhin pflegten solche Gesellschaften ihre Seelenkranken eher fürsorglich in Heilanstalten, als Gesellschaften, in denen eine enge religiöse Doktrin und inhumaner Aberglauben vorherrschte. Die sperrten ihren Irren gerne einmal weg in Kerker und Verliesse und unterzogen sie einem Gottesurteil.

Ungebildete Kulturen jedoch, wie das im anfänglichen Mittelalter in Europa noch der Fall war, hatten nur **Angst** (und vielleicht auch Ekel) **vor psychisch Erkrankten** und waren der Meinung, bei seelischen Erkrankungen handle es sich um den Gotteszorn. Das war das Leitmotiv jeden Zuganges zu ihnen. Die Angst ernährte sich aus dem Unverständnis und aus dem daraus folgenden Unvermögen des richtigen und menschenwürdigen Umgangs mit ihnen resp. Zugangs zu ihnen.

Antworten auf die Frage des richtigen und humanitären Umgangs mit psychisch Kranken gab nur der Christusglaube, der schnell zu einer Art von Staat wurde. Ein Kirchenstaat, ein Gottesstaat. Antworten ausserhalb des Glaubens waren wieder verpönt und gefährlich, mochten sie doch mit dem Teufel in einem glaubenszersetzenden Bund stehen.

Daher sind Ausführungen über die christliche Dämonologie nachfolgend nötiger, als Darlegungen über die Klostermedizin, die ihnen hintangestellt werden.

Christliche Dämonologie

Ihre Vorläufer (der Dämonologie) waren die ägyptischen, griechischen, römischen und byzantinischen Dämonen. Noch in der ägyptischen Medizin wurden Krankheiten mit Zaubersprüchen behandelt, also mit Zauberei bekämpft. Chirurgische wie auch medizinische Eingriffe wurden mit Zaubersprüchen und Zauberritualen unterstützt, sie waren gleich gewichtig, wie die Operationen und Eingriffe selbst. Man kann sich das auch als eine Kombination von medizinischen Vorgängen mit Zauberpraktiken vorstellen. Stichwort: Entsprechungszauber.

Die ägyptische Medizin beeinflusste sicherlich auch die Entwicklung in Mesopotamien, Persien, Palästina, Griechenland, Byzanz und Rom, genauso war es umgekehrt auch möglich, je nach blühender Hochkultur. Die babylonische Dämonologie (Mesopotamien) wurde systematisch ausgeübt. Die nicht sicht- und zuordnungsbaren Veränderungen des Körpers, die nicht beispielsweise durch einen sichtbaren Bruch von Knochen oder sichtbare Einwirkungen durch Waffengewalt etc. entstanden sind, konnten auf die Einwirkung von bösen Geistern und Dämonen zurück geführt werden.

Die Mesopotamier entwickelten Rituale, um die Dämonen aus dem Hause zu vertreiben oder sie vor dessen Eindringen abzuhalten. Man betete und ersuchte die Götter um Hilfe. Man bot den Dämonen Nahrung an um sie zu stillen, sie ruhig zu stellen oder wenigstens zu besänftigen.

Die Christen übernahmen also das Wissen und Glauben an die damals bereits seit Jahrhundert bekannten Dämonen. Sie erfanden nichts Neues. Sie betteten die Dämonenlehre jedoch geschickt in ihre christliche Lehre ein, vermutlich auch in der Absicht, ihre Gläubigen bei der Stange zu halten, sie zu ängstigen und zu züchtigen (und zu sündigen) Christen heranzuziehen. Denn die Sünde war ein wichtiges Standbein des Christentums. Ohne Sünde wäre nichts gegangen.

Auf jeden Fall schwirrten bereits zu Zeiten Jesus von Nazaret die verschiedensten Dämonen in den Lüften herum, Christus musste sie also nicht erfinden. Sie waren längst da.

Das Christentum ging aus dem Judentum hervor. Die Juden erwarteten bereits seid lange Zeit ihren Messias. Nun wurde er endlich geboren, entwickelte sich dummerweise aber zu einem Christen. Das Judentum musste Jesus nicht sonderlich behagt oder imponiert haben, obwohl er als Jude geboren worden war, sonst hätte er ja nicht eine doch in vielen Punkten anderslautende Religion erfunden. Für die damaligen Juden war er nur ein Revolutionär, dies gilt noch heute.

Jesus entwickelte alsbald eigene Ideen und religiöse Ansichten und bestätigte nicht die alten jüdischen Religionsideen, wie es die Juden gerne gehabt hätten. Dies wäre in der heutigen Zeit noch genau so, würde erneut ein (selbsternannter) Heilend ins Christentum hineingeboren. Vermutlich würde er die geltende christliche Lehre nicht unisono bestätigen, sondern mit manch altem Zopf und etlichen Entgleisungen radikal brechen. Das passt keiner bestehenden Religion, wenn da ihr lang ersehnter Messias (Erlöser) endlich kommt und dann gegen alle Erwartung vieles umkrempelt, zerschlägt und auf den Kopf stellt.

Das erste Konzil von Nicäa wurde im Jahre 325 von Kaiser Konstantin zusammen gerufen. Nicäa lag in der Nähe von Istanbul, lag also im oströmischen Reich. Bis zu diesem Datum wurden die Christen verfolgt, danach nicht mehr.

Die Jünger und die Gefolgschaft von Jesus von Nazaret hatten seine Lehren erst nach seinem Tod auf Pergamentrollen geschrieben und erst rund 380 (n.Chr.) Jahre später wurde das Christentum in Rom als Staatsreligion anerkannt. Dabei wurden auch die Dämonen endlich offiziell christlich.

Allerdings wurde das **Alte Testament** von den Hebräern bereits Jahrhunderte vor dem Erscheinen des Erlösers niedergeschrieben, vermutlich beginnend im 9. Jahrhundert vor Christus. Gemäss Altem Testament sind Krankheiten durch Sünde auf die Welt gekommen. Der Glaube an den Herrn verhindert Krankheit. Hygienische Vorschriften wurden bereits erwähnt und sollten präventiv vor Unreinheit schützen. Im Alten Testament werden mehrere Dämonen erwähnt: Asmael. Asmodi. Inkubus. Sukkuba. Seirin. Schedim. Lilit.

Auch Jesus Christus hatte Umgang mit Dämonen. Im **Neuen Testament** des Lukas

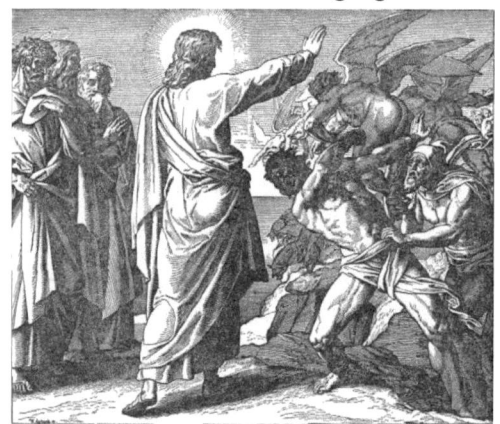

8, 30 heisst es: ‚*Und Jesus fragte ihn: Was ist dein Name? Er antwortete:* **Legion***. Denn viele Dämonen waren in ihn gefahren. 8,31 Und sie baten ihn, er möchte ihnen nicht befehlen, in die Unterwelt zu fahren. 8,32 Es war aber dort eine Herde von vielen Schweinen auf dem Berg zur Weide; und sie baten ihn, er möchte ihnen erlauben, in diese zu fahren. Und er erlaubte es ihnen. 8,33 Da fuhren die Dämonen aus dem Menschen aus und fuhren in die Schweine. Und die Herde stürzte sich den Abhang hinunter in den See und ertrank.‘*

Bild: wikipedia.org

Jesus betätigte sich also ebenfalls als Exorzist, indem er die vielen Dämonen des Legion in die Schweine fuhren liess. Überhaupt findet man eine breite Dämonologie in den Evangelien. Auch Lukas 9, 37. und Johannes schreibt zum Zweck seines von ihm verkündeten Evangeliums, dass die Zeichen Jesus deswegen erwähnt werden, damit die Menschen glauben, das Jesus der Christus ist, der Sohn Gottes und dass die Menschen durch den Glauben Leben haben in seinem Namen. Jesus resp. das Evangelium beschreibt des Öfteren dämonische Zustände und Zeichen und nimmt eine dämonische Besessenheit von Menschen an. Somit kann ein böser Dämon die Wohnstätte im Menschen selbst einnehmen. Durch Beschwörungen kann dieser Dämon aber unschädlich gemacht werden.

Psychische Krankheit entstand somit durch einen bösen Geist im Kopf. Dies dachten auch bereits die Babylonier, die Perser und die Griechen. Krankheiten wurden der Macht der Dämonen zugeschrieben und nicht durch natürliche Ursachen erklärt und nicht mit natürlichen Mitteln zu bekämpfen versucht. Ausser vielleicht in den Asklepeion der Griechen.

Jesus ging in der Dämonenfrage recht weit, orientierte darüber seine Jünger und sandte sie bevollmächtigt aus, die Teufel und Dämonen aus den Menschen auszutreiben. Rund 200 Jahre später würde **Papst (Bischof) Fabianus** (236 – 250 n. Chr.) dann – vermutlich kirchengeschichtlich erstmals - die Exorzistenweihe einsetzen und somit Kirchendiener für nötig erachten, die die spezielle Aufgabe und Befähigung hatten, den Teufel auszutreiben. Die Anwesenheit des Teufels wie die Anwesenheit von Dämonen ist in den Evangelien also alt.

Man versuchte innerhalb der Kirche die Hexenmeister, Dämonen und das Böse somit von Anbeginn an auszurotten. Dies kulminierte in der Einsetzung von Inquisitoren. Man dachte, dass Menschen sich mit männlichen und weiblichen Teufeln geschlechtlich versündigten und dadurch gräulichen Schaden anrichten würden.

Zu Zeiten Jesu gab es die Vorstellung (bei den Juden), dass jeder Geisteszustand, der aussergewöhnlich und unverständlich schien, eine Besessenheit darstelle. In Johannes 10, 20 heisst es: „Er hat einen Teufel und ist wahnsinnig. Oder: Er ist von einem Dämon besessen und ist von sinnen; was hört ihr ihm zu?"

Somit waren Menschen mit einer psychischen Krankheit in den Evangelien schnell einmal von einem Teufel oder Dämon besessen und wurden als von Sinnen erklärt. Mit der Aussage: „Was hört ihr ihm zu?" wird ausgesagt, dass man einem Menschen, der von sinnen, also psychisch Krank sei, nicht zuhören und somit keine Gehör schenken solle.
Der Begriff des Wahnsinnes, des Wahnsinnigwerdens kommt in der Bibel etliche Male in verschiedenen Bezügen vor:

5Mo 28,28 *Der HERR wird dich schlagen mit Wahnsinn, Blindheit und Verwirrung des Geistes.*

5Mo 28,34 *und wirst wahnsinnig werden bei dem, was deine Augen sehen müssen.*
1Sam 21,14 *Und er stellte sich vor ihnen wahnsinnig und tobte unter ihren Händen und rannte gegen die Pforte des Tores und liess seinen Speichel in seinen Bart fliessen.*

1Sam 21,15 *Da sprach Achisch zu seinen Knechten: Ihr seht ja, dass der Mann wahnsinnig ist; warum bringt ihr ihn zu mir?*

1Sam 21,16 Hab ich zu wenig Wahnsinnige, dass ihr diesen herbrachtet, bei mir zu toben? Sollte der in mein Haus kommen?

Ps 34,1 Von David, als er sich wahnsinnig stellte vor Abimelech und dieser ihn vertrieb und er wegging.

Spr 26,18 Wie ein Wahnsinniger, der mit Geschoss und Pfeilen schiesst und tötet,

Jer 29,26 Der HERR hat dich zum Priester bestellt anstatt des Priesters Jojada, dass du Aufseher sein sollst im Hause des HERRN über alle Wahnsinnigen und Weissager, dass du sie in Block und Eisen legst,

Hos 9,7 Die Tage der Heimsuchung sind gekommen, die Tage der Vergeltung; dessen wird Israel innewerden. »Ein Narr ist der Prophet und wahnsinnig der Mann des Geistes!« Um deiner grossen Schuld willen ist die Anfeindung gross!

Apg 26,24 Als er aber dies zu seiner Verteidigung sagte, sprach Festus mit lauter Stimme: Paulus, du bist von Sinnen! Das viele Studieren macht dich wahnsinnig.

Interessant ist Jeremias 29,26. Darin ist die Rede, den Wahnsinnigen in Block und Eisen zu legen. Den Ausdruck Block könnte man nicht nur als schweren Stein oder ein schweres Bauholz interpretieren, an dem das Eisen befestigt war, sondern auch als ‚Verlies'.

In Markus 3,22 wird gesagt: „Er hat den Beelzebul." Er sei vom Teufel oder von einem Dämon befallen. Immer wieder wird der Irrsinn, die Hysterie und Epilepsie einer dämonischen Infestation (Besitzergreifung) zugeschrieben.

In Lukas 13,32 steht: „Siehe, ich treibe Dämonen aus und verbringe Heilungen heute und morgen…" Heilung des Irrsinnes durch Dämonenaustreibung.

In Matthäus 12,28: „Wenn ich durch den Geist Gottes die Teufel austreibe, so ist das Reich Gottes zu euch gekommen."

Zum Thema der Dämonen äussert sich die Bibel wiederum an mannigfaltiger Stelle:

5Mosis 32,17 Sie opferten den Dämonen, die nicht Gott sind, Göttern, die sie nicht kannten, neuen, die erst vor kurzem aufgekommen waren, die eure Väter nicht verehrten.

2Könige 23,8 Und er liess alle Priester aus den Städten Judas kommen und machte die Höhen unrein, wo die Priester Rauchopfer dargebracht hatten, von Geba bis Beerscheba. Und er riss die Höhen der Dämonen nieder, die am Eingang des Tores Joschuas, des Obersten der Stadt, waren, auf der linken Seite, wenn man zum Stadttor hineinkommt.

Psalmen 106,37 Und sie opferten ihre Söhne und ihre Töchter den Dämonen,

Matthäus 7,22 Viele werden an jenem Tage zu mir sagen: Herr, Herr! Haben wir nicht durch deinen Namen geweissagt und durch deinen Namen Dämonen ausgetrieben und durch deinen Namen viele Wunderwerke getan?

Mt 8,31 Die Dämonen aber baten ihn und sprachen: Wenn du uns austreibst, so sende uns in die Herde Schweine!

Mt 9,33 Und als der Dämon ausgetrieben war, redete der Stumme. Und die Volksmengen wunderten sich und sprachen: Niemals wurde so etwas in Israel gesehen.

Mt 9,34 Die Pharisäer aber sagten: Er treibt die Dämonen aus durch den Obersten der Dämonen.

Mt 10,8 Heilt Kranke, weckt Tote auf, reinigt Aussätzige, treibt Dämonen aus! Umsonst habt ihr empfangen, umsonst gebt!

Mt 11,18 Denn Johannes ist gekommen, der weder ass noch trank, und sie sagen: Er hat einen Dämon.

Mt 12,24 Die Pharisäer aber sagten, als sie es hörten: Dieser treibt die Dämonen nicht anders aus als durch den Beelzebul, den Obersten der Dämonen.

Mt 12,27 Und wenn ich durch Beelzebul die Dämonen austreibe, durch wen treiben eure Söhne sie aus? Darum werden sie eure Richter sein.

Mt 12,28 Wenn ich aber durch den Geist Gottes die Dämonen austreibe, so ist also das Reich Gottes zu euch gekommen.

Mt 17,18 Und Jesus bedrohte ihn, und der Dämon fuhr von ihm aus; und von jener Stunde an war der Junge geheilt.

Markus 1,34 Und er heilte viele an mancherlei Krankheiten Leidende, und er trieb viele Dämonen aus und liess die Dämonen nicht reden, weil sie ihn kannten.

Mk 1,39 Und er ging und predigte in ihren Synagogen in ganz Galiläa und trieb die Dämonen aus.

Mk 3,15 und Vollmacht zu haben, die Dämonen auszutreiben.

Mk 3,22 Und die Schriftgelehrten, die von Jerusalem herabgekommen waren, sagten: Er hat den Beelzebul, und: Durch den Obersten der Dämonen treibt er die Dämonen aus.

Mk 6,13 und sie trieben viele Dämonen aus und salbten viele Schwache mit Öl und heilten sie.

Mk 7,26 die Frau aber war eine Griechin, eine Syro-Phönizierin von Geburt; und sie bat ihn, dass er den Dämon von ihrer Tochter austreibe.

Mk 7,29 Und er sprach zu ihr: Um dieses Wortes willen geh hin! Der Dämon ist aus deiner Tochter ausgefahren.

Mk 7,30 Und sie ging weg in ihr Haus und fand das Kind auf dem Bett liegen und den Dämon ausgefahren.

Mk 9,38 Johannes sagte zu ihm: Lehrer, wir sahen jemand Dämonen austreiben in deinem Namen; und wir wehrten ihm, weil er uns nicht nachfolgt.

Mk 16,9 Als er aber früh am ersten Wochentag auferstanden war, erschien er zuerst der Maria Magdalena, von der er sieben Dämonen ausgetrieben hatte.

Mk 16,17 Diese Zeichen aber werden denen folgen, die glauben: In meinem Namen werden sie Dämonen austreiben; sie werden in neuen Sprachen reden;

Lukas 4,33 Und es war in der Synagoge ein Mensch, der einen Geist eines unreinen Dämons hatte, und er schrie auf mit lauter Stimme

Lk 4,35 Und Jesus bedrohte ihn und sprach: Verstumme und fahre aus von ihm! Und als der Dämon ihn mitten unter sie geworfen hatte, fuhr er von ihm aus, ohne ihm Schaden zu tun.

Lk 4,41 Und auch Dämonen fuhren von vielen aus, indem sie schrien und sprachen: Du bist der Sohn Gottes. Und er bedrohte sie und liess sie nicht reden, weil sie wussten, dass er der Christus war.

Lk 7,33 Denn Johannes der Täufer ist gekommen, der weder Brot ass noch Wein trank, und ihr sagt: Er hat einen Dämon.

Lk 8,2 und einige Frauen, die von bösen Geistern und Krankheiten geheilt worden waren: Maria, genannt Magdalena, von der sieben Dämonen ausgefahren waren,

Lk 8,27 Als er aber an das Land gestiegen war, kam ihm ein Mann aus der Stadt entgegen, der Dämonen hatte und seit langer Zeit keine Kleider anzog und nicht im Haus blieb, sondern in den Grabstätten.

Interessant ist auch der **Fall des Nebukadnezar**. Im Alten Testament erwähnt wird er in Daniel 4,29 f.:

,Daniel 4,29 Man wird dich aus der Gesellschaft der Menschen ausstossen, bei den Tieren des Feldes wird dein Aufenthalt sein, von Gras wirst du dich nähren wie das Vieh, und sieben Zeiten werden über dich dahingehen, bis zu erkennst, dass der Höchste Gewalt hat über das Königtum der Menschen und dass er es gibt, wem er will. 4, 30 Zur selben Stunde ward das Wort an Nebukadnezar erfüllt: er wurde aus der Gesellschaft der Menschen ausgestossen, nährte sich vom Gras wie das Vieh, und sein Leib ward benetzt vom Tau des Himmels, bis sein Haar so lang war wie Adlerfedern und seine Nägel wie Vogelkrallen. 4.31 Am Ende jener Tage (d. h. der sieben Zeiten) aber erhob ich, Nebukadnezar, meine Augen zum Himmel, und mein Verstand kam mir wieder. Da dankte ich dem Höchsten und lobte und pries den Ewigen.'

Nebukadnezar wurde vom Königtum und von der menschlichen Gesellschaft ausgestossen, wie es psychisch kranke Menschen heute noch werden. Er musste Gras essen, wie die Rinder es taten. Was besagt, dass es ihm (Nebukadnezar wie dem psychisch kranken Menschen) nicht sonderlich gut ging und er teils auch von einer guten Ernährung ausgeschlossen wurde. Denn andere Nahrung erhielt er nicht, als eine tierische. Mit der Vernebelung seiner Vernunft, also mit seiner psychischen Erkrankung sahen ihn die Menschen nicht mehr als seinesgleichen an, also nicht mehr als einen ebenbürtigen, gleichwertigen, in allen Rechten stehenden Menschen an, sondern höchstens noch wie ein Tier (Vieh, Untermensch). Er begann wie dieses zu vegetieren. Vegetierte nur noch vor sich hin, ohne höhere geistige Regungen, angekettet und ins dunkle Verliess geworfen, wie man es nur mit Tieren (Viechern) tut, wenn sie in Ställen oder Bunkern an Pflöcken angebunden werden.

Seine Wohnung war bei den Tieren des Feldes unter freiem Himmel. Noch heute landen immer wieder Menschen mit einer seelischen Erkrankung sozusagen auf der Strasse und leben unter Brücken oder in kalten Nächten in Häusern der Armenfürsorge resp. in Notschlafstellen. Einige Betteln.

Zu trinken erhielt er vom Tau (Regen) des Himmels. Gemeint sein kann hier, dass Nebukadnezar kein Dach über dem Kopf mehr hatte, was symbolisch meint, dass er unter keinen (gesellschaftlichen) Schutz und unter kein Gesetz gestellt war, sondern schutzlos und ausgeliefert innerhalb der Gesellschaft vor sich hin vegetierte. Sozusagen unter freiem Himmel. Kälte beschlug ihn und Nässe durchtränkte seine Kleider. Winde liessen ihn erkalten.

Nebukadnezar, wie der Psychischkranke, vernachlässigte sich offenbar auch körperlich, indem er seine Nägel nicht mehr pflegte, sein Haar ungeschnitten und auch ungewaschen wild wachsen liess, so wie es noch heute der Fall ist bei einigen Krankheitsbildern (Schizophrenien, Depressionen, Wahnideen). Denn bei vielen psychisch kranken Menschen ist das Fehlen einer guten Körperpflege, vor allem im Akutstadium, mitunter ein auffälliges Merkmal ihrer Krankheit.

Dies alles deutet auf einen psychisch Kranken Nebukadnezar hin. Es vergingen sieben Jahre (Zeiten), bis er erkennen sollte, dass der Höchste (Gott) über dem Königtum der Menschen herrscht und das Königtum verleiht, wem er will. Übersetzt könnte das meinen, dass es sieben Zeiten, sieben Jahre ging, bis die Vernunft wieder in ihn zurückkehrte, er also wieder vernünftig und geheilt wurde.

Solange man an Gott glaubt – so die Bibel - bleibt ein Mensch also auch in seiner Vernunft (Vernunft als Königtum), die ihm ermöglicht in der Gesellschaft zu leben. Glaubt er aber, so die Lehre der mittelalterlichen Christen, nicht mehr an Gott, wendet sich also von ihm ab (als Ungläubiger), wird er geschlagen mit Unvernunft. Die Strafe seiner Gottesungläubigkeit ist nichts anderes als das Verfallen in den Irrsinn, in die Verrücktheit. Wird er glaubensmässig nämlich ‚unvernünftig', verliert er also seine Vernunft (seinen Verstand, seine Sinne), wird er zur Strafe sofort aus der Gesellschaft ausgeschlossen, wie genau es noch heute so geschieht. Also auch aus seinen Freundschaften ausgeschlossen, aus seiner Arbeit, von seinen Berufskollegen, aus vielfältigen sozialen Bezügen und Verantwortungen, wie beispielsweise aus Vereinen, in denen er sich aufgehoben und wohl gefühlt hatte usw.

Die Christen hatten in ihren verschiedenen Konzilen die Dämonen und sicherlich den Teufel mehrfach zum Thema. Religionsgeschichtlich wäre es interessant zu erfahren, in welchen Konzilen was genau über die Dämonen zu erfahren ist, aber dies würde den Rahmen dieses Buches über die Verrückten wiederum bei weitem aus allen Fugen platzen lassen. Hier sei daher nur das 4. Laterankonzil des Jahres 1215 erwähnt.

Das 4. Konzil stellte nämlich fest, dass der Teufel und die Dämonen Geschöpfe des einzigen Gottes seien, aber dass sie nicht von ihrem (Grund)Wesen her böse gewesen waren, sondern dies erst durch ihren eigenen freien Willensentscheid geworden seien. Man betrachtete den Teufel also als ein Geschöpf Gottes, der in seinem Ursprung gut und strahlend wie das Licht gewesen sein musste, der aber unglücklicherweise nicht der Wahrheit und dem Lichte zugeneigt und zugewandt blieb, auf der oder das er einst gegründet war. Der Teufel hatte sich erfrecht, sich gegen seinen Herrn aufzulehnen. Somit war das Böse (Teufel und Dämon) also nicht in seiner Natur enthalten, sondern erst später in einem freien Willen dazu gekommen. Das Böse als willentlicher Akt. Soviel zum 4. Laterankonzil, welches im römischen Lateran abgehalten wurde.

Dämonen sind somit Artefakte des Glaubens an gute Geister, liebevolle Götter, anbetungswürdige Heilige und Erlöser von Seelen. Das Gute erhält seine Existenzberechtigung erst durch den Kontrast zum Schlechten und Bösen und umgekehrt. Eine Macht benötigt eine Gegenmacht, ein Pol einen Gegenpol, um zur Geltung zu kommen. Etwas Helles kann man nur sehen im Kontrast zum Dunklen. Als Kontrast gebiert jede Religion mit ihrer guten und menschenfreundlichen Seite also auch das Dunkle, Böse und Dämonische. Leider ist dies so.

Dämonen waren religionsgeschichtlich sowohl gute wie auch schlecht wirkende göttliche Wesen und wurden später (für uns Menschen) zu bösen Geistern herabstilisiert (abgestuft). Einst waren die Dämonen also ehemalige Götter, lichtvoll resp. dem Lichte und der Wahrheit zugewandt, die aber wegen irgend einem Mist, den sie nach menschlichem Ermessen begangen haben mussten, herabgestuft worden zu Wesen, die eine für uns Menschen gefährliche Gegenwelt verkörpern. Hier wurde die Sünde geboren. Dämonen sind für uns Menschen aber auch Vermittler zum Göttlichen (oder dessen Gegenteil, dem Bösen) und stehen deshalb quasi zwischen Mensch und Gott, stehen aber auch zwischen Mensch und Teufel.

Dämonen sind auch geschwisterlich verbunden mit Engeln, bilden als Dämonologie eine Art Pendent zur **Angiologie**. Dämonen und Engel brauchen einander, allein wären sie nicht existent, es fehlte ihnen eine Existenzberechtigung ohne ihren Gegenpart. Dämonen gebären sich aus lichtvollen Engeln. Sie fallen! Dämonen sind gefallene Engel, die sich gegen Gott versündigt haben.

Keine religiöse Schöpfungsgeschichte ohne Sünde und ohne Dämonen. Gott benötigt Dämonen und die Sünde, um sich darzustellen. Dämonen zeugen von Gott.

Dämonen sind jedoch auch Zeugen des Teufels, sind Abgesandte von ihm, Handlanger, Dienstleister, Werkzeuge. Das Christentum bekämpft vor allem diese Dämonen, diese Abgesandten des Teufels, diese Gegenspielers von Gott.

Ein Glaube existiert nicht allein durch das Gute, das Schöne und Wahre, er benötigt als Existenzgrundlage auch das Böse, das Hässliche und Falsche. Ein Glaube operiert immer mit irgendeiner Dämonologie. Dämonologie ist unabdingbarer Bestandteil jeden Glaubens. Denn welchem Glauben dieser Welt fehlt jegliche Dämonenlehre? Welchem Glauben fehlt jeglicher Dämon?

Es gab Zeiten innerhalb der christlichen Glaubensgeschichte, da triumphierte die Dämonologie beinahe über den eigentlichen Glaubensinhalt der christlichen Lehre.

Das war jetzt vielleicht nicht Absicht. Aber es gab Zeiten, da wurde der Teufel beinahe wichtiger als Gott selbst und erfuhr eine Bedeutsamkeit, die selbst standfesten Christen suspekt war. Das Christentum war und ist offenbar verloren und wertlos ohne den Teufel.

Noch heute betreibt der Vatikan einen Exorzismus, vor deren Tatsache ein ‚Nichtchrist' (sprich ein moderner und naturwissenschaftlich aufgeschlossener Mensch) in ein tiefes, kopfschüttelndes Erstaunen verfällt. Ein Exorzist hat die Aufgabe, Menschen vom Teufel und von bösen Geistern, Flüchen und Dämonen zu befreien. Daher bildet der Vatikan noch heute Exorzisten aus, befähigt sie für ihre Aufgabe, schickt sie in die weite Welt hinaus und treibt durch sie den Teufel und böse Dämonen aus christlichen Leibern.

Auf den Vatikan-News war kürzlich nachzulesen, dass die Päpstliche Hochschule wieder einen Exorzismus-Kurs anbot.

(https://www.vaticannews.va/de/vatikan/news/2018-04/exorzismus-teufelsaustreibung-paepstliche-universitaet.html)

Darin stand am (02. März 2018):

‚Die Ausbildung zum Exorzisten soll Priestern eine „ernsthafte, wissenschaftliche, theologische, interdisziplinäre" Rundumsicht zu dem Thema vermitteln. Ein Exorzismus sei keine Magie, sondern ein Dienst der Nächstenliebe und Barmherzigkeit.

Vatikan-Konferenz: Ärzte sollen auch spirituelle Nöte erkennen
Zum 13. Mal findet an einer Päpstlichen Hochschule in Rom ein Kurs zum Exorzismus statt. Das nicht öffentliche Seminar an der Universität Regina Apostolorum vom 16. bis 21. April richtet sich ausschließlich an Priester, die eine Auffrischung ihrer Exorzismus-Kenntnisse benötigen. Seit der Jahrtausendwende hätten sich die Bitten um Befreiung von Dämonen verdreifacht.

Pedro Barrajon, Professor an der Päpstlichen Universität Regina Apostolorum, sagte im Gespräch mit Vatican News, der Kurs sei aus der Nachfrage von Priestern entstanden, die sich für Exorzismen nicht hinreichend vorbereitet fühlten. „Die Welt des Exorzismus ist kein einfaches Gelände", so der Ordenspriester der Legionäre Christi. Die Theologie habe dieses Feld in den vergangenen Jahrzehnten vernachlässigt, weil es „nicht auf der Höhe der rationalistischen Welt von heute" scheine.

„Einen Exorzismus ausführen ist keine magische Handlung", betont Barrajon. Die Ausbildung wolle eine „ernsthafte, wissenschaftliche, theologische, interdisziplinäre" Rundumsicht vermitteln. Ein Priester müsse der Bitte seines Bischofs um den Dienst als Exorzist folgen, „auch

wenn es ihm nicht gefällt", so Barrajon. Es gehe um einen „Dienst der Nächstenliebe und der Barmherzigkeit".'

Es handelte sich um einen einwöchigen Lehrgang, der als Seminar in den Räumen der papsteigenen Universität im Athenäum Regina Apostolorum gehalten wurde. Der Kurs erhielt deshalb eine Notwendigkeit, weil die Nachfrage nach Exorzismen in der katholischen Kirche in den letzten Jahren offenbar drastisch zugenommen hatte und jene Priester überfordern liess, die für diese Angelegenheiten zu wenig ausgebildet waren. Geschätzt wurden allein in Italien und innerhalb eines Jahres **mehr als 500'000 vermeintliche Fälle von Teufelsbesessenheit** gemeldet. Daraus schloss man, dass diese hohe Anzahl darauf hindeute, dass es eine Art dunkle Macht gäbe.

Man fürchtete auch, dass der Katholischen Kirche diesbezüglich alles entgleiten könnte, weil immer mehr Wahrsager, Tarotkartenleser sowie andere Mystiker und Esoteriker in die Lücke sprangen, ihre Dienste auch via TV-Werbung anboten und in Billigverfahren und Kultveranstaltungen entweder innerhalb von Seminaren oder Live am Fernsehen unwissentlich und in Unkenntnis der Gefahren die Türen zum Teufel und zur Besessenheit geradezu öffnen würden.

Das Ritual der Teufelsaustreibung gehöre denn auch in Fachhände, weil es sonst sehr gefährlich werden könnte.

> **Exorzismus**
> Den Unterschied zwischen dämonischer Besessenheit und psychischer Erkrankung muss den katholischen Exorzisten bekannt sein.

Hier eine erste Umsetzung zum Psychischkranken im Mittelalter. Man betrachtete Menschen mit einer psychischen Erkrankung, also die vom Irrsinn befallenen Verrückten, die Spinner, die Psychotiker, die Komischen, die Schrullenhaften, die Überdrehten, die Sonderbaren, die Verschrobenen, die Spleenigen, die Exzentrischen, die Narren, die Eigenartigen und die Merkwürdigen, um nur einige Synonyme der an der Seele und dem Geist Erkrankten zu nennen, im exorzistischen Glauben als ‚**Besessene‘**. Also als von einem Dämon besessene Menschen. Der Exorzist hatte ihre Teufelsbesessenheit auszutreiben. Und ist das heute anders oder noch immer so?

War dies nicht möglich oder unsittlich, liess man sie in Mauern einsperren und an Ketten legen. Im mittelalterlichen Christentum waren Dämonen böswillige Wesen, die - meist unsichtbar - auf der Erde versuchten, gläubige Menschen zur Sünde zu verleiten, damit sie nach dem Tode in der Hölle bzw. im Fegefeuer für ewig betraft würden. Sie waren also in der Regel unsichtbar. Doch in einigen Fällen wurden die Dämonen quasi sichtbar, dann nämlich, wenn man bei Menschen die Besessenheit ansah. Besessenheit, so die christliche Lehre, musste sich also zeigen. Den Verrückten, Irren und Wahnsinnigen war der Dämon stets gut anzusehen, beispielsweise in ihrem Gesichtsausdruck, ihrer Körperhaltung, ihrem abartigen und seltsamen Verhalten. Dies war in besonderer Ausprägung der Fall bei vielen psychischen Krankheitsbildern, in denen man glaubte, die Besessenheit von bösen Geistern zu erkennen.

Psychisch Kranke wurden im Mittelalter als von Dämonen besessen erklärt!

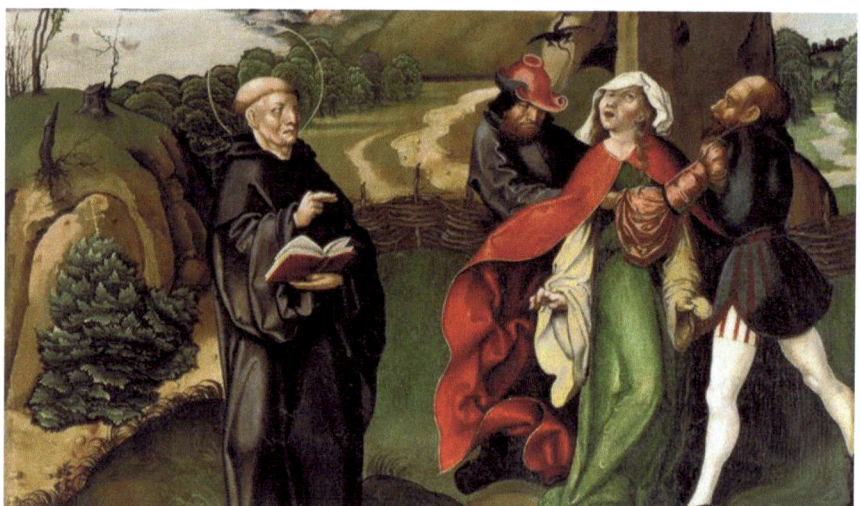

Mittelalterliche Darstellung einer Teufelsaustreibung https://static.dw.com/image/3082257_4.jpg

Häufig erkannte man die Dämonen daran, dass der befallene psychisch kranke Mensch ein auffälliges Verhalten zeigte. Vielleicht redete er wirren Zeugs, vollführte komische und unsinnige Handlungen, schnitt Grimassen, wurde aggressiv oder schrie aus Leibeskräften unsinniges und unverständliches Zeugs. Möglicherweise mochten seine Gedankengänge von seinen Mitmenschen nicht nachvollzogen werden können oder die Mitmenschen verstanden seine seltsame Sprache nicht. Vielleicht tobte ein solcher psychisch Kranker, war auffällig unruhig, lief ziellos umher, ärgerte seine Mitmenschen, plagte Frauen oder Kinder oder äffte dem Klerus hinterher, ihnen die lange Nase zeigend, weil er den Glauben verhöhnte. Es gäbe noch viele weitere Beispiele, die dazu führten, dass solche Menschen ihren Mitmenschen suspekt waren, weil sie aus der Rolle und Reihe tanzten.

Oft wurden sie deswegen (wegen der psychischen Auffälligkeit) von Inquisitoren verfolgt, nachdem man diese Irren beim Klerus denunziert hatte. Denn der erste Akt war die Denunziation. Der Inquisitor stellte schnell einmal fest, dass diese Verrückten von dutzenden bösen Geistern belästigt wurden und offenbar – wegen unmoralischer Lebensführung oder wegen dem Abfall vom rechten Glauben etc. – von Dämonen ‚besessen‘ sein mussten.

Die psychisch Kranken im Mittelalter mochten als beste Beispiele gegolten haben, dass die von den Kirchen postulierten Dämonen wirklich und beweisbar existierten und diese in den Körpern oder im Geiste dieser Verrückten wohnten.

Den Fantasien der Inquisitoren waren in dieser Angelegenheit keine Grenzen gesetzt, die im Geiste Verrückten zu verdächtigen, zu foltern, einzusperren, auf dem Scheiterhaufen zu verbrennen. Immer im Name Christi, den es zu verteidigen galt. So mochten viele Irrsinnige, Verrückte und Narren zu Tode gekommen sein. Dass viele, vermutlich tausende Irre und Verrückte auf dem Scheiterhaufen verbrannt wurden, ist heute eine gesicherte Tatsache. Im Namen der Kirche hatte man jedoch eher nur Teufel vernichtet und die Menschheit vor ihnen bewahrt.

Die Dämonenlehre der Kirche fand schnell in den Volksglauben. Priester verkündeten die Lehre täglich in den Kirchen und die fantasievollen Suggestivfragen der theologisch gut instruierten Inquisitoren brachten schnell Namen von Dämonen sowie deren Absichten zutage. Aber auch dämonologische Gestalten wie Schweine, Hunde und Katzen, Kröten oder Vipern, gebar die Kirche schöpferisch.

Die psychisch Kranken, die als verhext oder als Hexen betrachtet wurden, gaben ihre Schuld unter der martialischen Folter schnell einmal zu und wurden sogleich hart bestraft für ihren Bund mit dem Dämon. So bestätigte der Volksglauben rückwirkend wieder die Dämonenlehre der Kirche.

Doch die Dämonen hatten grosse Macht: selbst Mönche in ihren Klöstern vermochten sie zu versuchen, ja selbst einen Abt oder Prior oder einen Kantor vermochten die Teufel zu befallen. Die bösen Geister umgaben die Menschen wie eine dichte Wolke und verursachten auch Husten, Zahnscherzen, Schlaflosigkeit, Krankheit, Trunksucht, sexuelle Entgleisungen, wie den Beischlaf mit Ziegen, Schafen, Hunden oder Schweinen. Das alles war des Teufels Werk.

Alles lag im Bereich der Möglichkeiten, wie alles auch in der Projektion der sexuellen Fantasien des Inquisitors lag. Die Mehrheit der angeklagten, psychisch kranken Frauen hatte gemäss dem Inquisitor den Geschlechtsverkehr mit ihrem ‚Buhlteufel' eingestehen müssen, unter einer vorgängigen und harten Folter selbstverständlich.

Mittelalterliche Kirche, Geistlichkeit und Inquisition kreierten in einem gemeinsamen Verbund ein enormes Schrifttum zu Dämonen und Jenseitsvisionen in Wort und Bild. Da wurden Sünder massenhaft durch Dämonen ausgepeitscht, gekocht, zerschlagen und kastriert. Diese sadistische Fantasie entsprach jedoch nie der Religion selbst, sondern immer den sie bildenden Würdenträgern, Priestern, Bischöfen und Inquisitoren etc. Die Bestrafung der Sünder in der Hölle durch böse Dämonen und Geister entsprang der Fantasie der christlichen Religion, resp. entsprang dem religiösen Klerus. Es stand so nicht in der christlichen Bibel, sondern wurde höchstens auf diese Weise interpretiert.

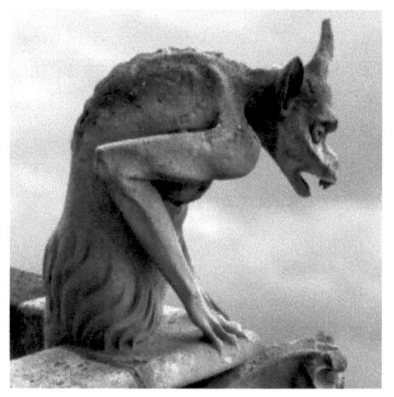

Sowohl die Inquisition, wie auch die Ideen der Bestrafung entstammten den sogenannt psychisch Gesunden, genauer fokussiert ausschliesslich dem Klerus (also den Geistlichen, Bischöfen, Kardinälen, Päpsten etc.) und nicht den Verrückten oder psychisch kranken Menschen. Man darf sich daher fragen, wer den hier wirklich verrückt war.

Ein solches religiöses Denken muss selbst verrückt sein.

Auch die Epilepsie als Krankheit wurde im christlichen Mittelalter arg dämonisiert. In Markus 9, 17 und folgende heisst es:

‚17 Einer aber aus der Menge antwortete: Meister, ich habe meinen Sohn hergebracht zu dir, der hat einen sprachlosen Geist. 18 Und wo er ihn erwischt, reisst er ihn zu Boden; und er hat Schaum vor dem Mund und knirscht mit den Zähnen und wird starr. Und ich habe mit deinen Jüngern geredet, dass sie ihn austreiben sollen, und sie konnten's nicht. 19 Er antwortete ihnen aber und sprach: O du ungläubiges Geschlecht, wie lange soll ich bei euch sein? Wie lange soll ich euch ertragen? Bringt ihn her zu mir! 20 Und sie brachten ihn zu ihm. Und sogleich, als ihn der Geist sah, riss er ihn hin und her. Und er fiel auf die Erde, wälzte sich und hatte Schaum vor dem Mund. 21 Und Jesus fragte seinen Vater: Wie lange ist's, dass ihm das widerfährt? Er sprach:

Von Kind auf. ²² Und oft hat er ihn ins Feuer und ins Wasser geworfen, dass er ihn umbrächte. Wenn du aber etwas kannst, so erbarme dich unser und hilf uns! ²³ Jesus aber sprach zu ihm: Du sagst: Wenn du kannst! Alle Dinge sind möglich dem, der da glaubt. ²⁴ Sogleich schrie der Vater des Kindes: Ich glaube; hilf meinem Unglauben! ²⁵ Als nun Jesus sah, dass die Menge zusammenlief, bedrohte er den unreinen Geist und sprach zu ihm: Du sprachloser und tauber Geist, ich gebiete dir: Fahre von ihm aus und fahre nicht mehr in ihn hinein! ²⁶ Da schrie er und riss ihn heftig hin und her und fuhr aus. Und er lag da wie tot, sodass alle sagten: Er ist tot. ²⁷ Jesus aber ergriff seine Hand und richtete ihn auf, und er stand auf.'

Krankheit, Glaubensabtrünnigkeit, Epilepsie, Melancholie, Wahnsinn und Irrsinn; alles hatte im Christentum wieder mit Dämonen zu tun, die es auszutreiben galt. Wenn man dies so liest, könnte man der Idee unterliegen, dass das frühe Mittelalter allen Geisteskrankheiten eine dämonologische Interpretation unterstellt habe, primitiv und brachial zugleich, als wäre man - nach den modernen griechischen Errungenschaften, in welchen noch nach medizinischen Ursachen gesucht wurde - plötzlich wieder in ein düsteres und finsteres Zeitalter, quasi um Jahrhunderte regrediert, zurück gefallen. Als sei wieder alles zurückgefallen auf eine frühere, archaische Kulturstufe, in denen die Errungenschaften der antiken aber moderneren Griechen mit Füssen getreten würden. Als sei durch das christliche Moment (durch den christlichen Glauben) alles wieder in ein barbarisches Medizinverständnis zurückversetzt worden. Ein Glaube kann auch viel Unheil anrichten.

Allerdings sind die Errungenschaften eines Hippokrates und Galen auch im Christentum beachtet worden. Völlig von der Hand gewischt wurden die alten Griechen und Römer auch wieder nicht. Auch wenn die Medizin keine Lieblingsdisziplin des hohen Klerus war – sie war der christlichen Obrigkeit, also den Äbten, Bischöfen, Domherren, Kardinälen und Päpsten aus dem Adelstand eher ein Dorn im Auge - wagten sich grossartige christliche Denker und Forscher an die ‚wissenschaftlichen' Erkenntnisse und Errungenschaften eine Hippokrates und Galen heran. Das bezeugen die vielen übersetzten Werke, welche Mönche (des niederen Klerus) in jahrelanger Arbeit der Nachwelt erhalten haben. Ihnen sei gedankt!

Eine Religion kann nicht alle Forscher in die Kerker stecken, niemals alle mundtot machen, nicht alle töten lassen, kann ihre Genies nicht alle in ihrem Forscherdrang hindern und einkerkern. Über Jahrhunderte lässt sich kein Volk derart drangsalieren. Es gab zu viele forschende Mönche innerhalb der Kirche.

Klostermedizin (monastische Medizin)

Sie breitete sich im lateinischen Abendland ab dem 6. Jahrhundert aus und wird auch als **Mönchsmedizin** bezeichnet. Die Mönchsmedizin wiederum nennt man in Fachbereichen auch die **monastische Medizin**. Das Wort ‚monastisch' meint mönchisch und klösterlich. Dieser Mönchsmedizin haben wir noch heute viel zu verdanken.

Die monastische Medizin hatte ihren Anfang mit der Gründung des Klosters Monte Cassino im Jahre 520 n. Chr. durch den ‚Benediktiner' **Benedikt von Nursia**. Im Grunde war er ein Einsiedler, gründete dann aber einen Orden und wurde deren Abt. Seine Abtei oder besser gesagt sein Kloster in der Nähe von Neapel erstellte er exakt auf einem Apollontempel. Das Kloster ist noch heute das Stammkloster der Benediktiner.

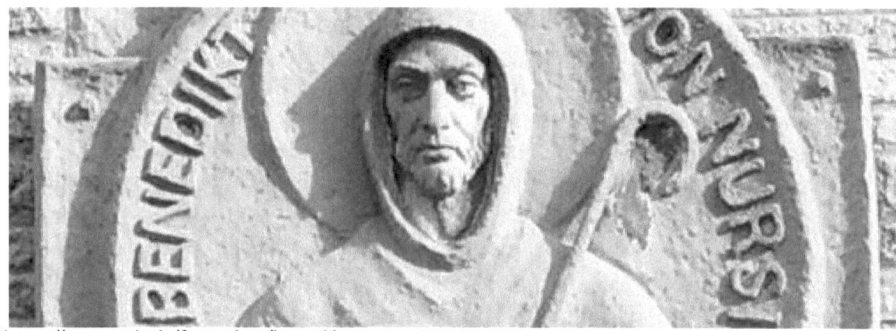

https://www.ndr.de/fernsehen/benediktvonnursia101_v-contentgross.jpg

Die Benediktiner sind ein Orden innerhalb der römisch-katholischen Kirche, abgekürzt nennen sie sich OSB (lat. = Ordo Sancti Benedicti). Ihre Klöster sind weltweit verbreitet.

Der Orden wird von strengen Ordensregeln, den sog. Benediktinerregeln zusammengehalten. Der Regeltext (Regeln des Hl. Benedikt) unterteilt sich in verschiedene Kapitel und reicht vom Prolog ausgehend über Regeln, die die Gemeinschaft betreffen, wie auch die geistliche Kunst, das gemeinsame Gebet, die Organisation des Klosters, die tägliche Versorgung, den Tagesablauf, die Aussenbeziehungen des Klosters, die Aufnahmeordnung, die Dienstordnung, die Gemeinschaft der Liebe sowie den Epilog.

In unserem Zusammenhang wichtig sind die Regeln zu Kapitel 36, welche über die kranken Brüder Auskunft gibt. Die Regula Benedicti des Kapitels 36 lauten:

,Regula Benedicti No 36:

1. Die **Sorge für die Kranken** muss vor und über allem stehen: Man soll ihnen so dienen, als wären sie wirklich Christus;
2. hat er doch gesagt: "Ich war krank, und ihr habt mich besucht" (Mt 25,36),
3. und: "Was ihr einem dieser Geringsten getan habt, das habt ihr mir getan." (Mt 25,20)
4. Aber auch die Kranken mögen bedenken, dass man ihnen dient, um Gott zu ehren; sie sollen ihre Brüder, die ihnen dienen, nicht durch übertriebene Ansprüche traurig machen.
5. Doch auch solche Kranke müssen in Geduld ertragen werden; denn durch sie erlangt man grösseren Lohn.
6. Daher sei es eine Hauptsorge des Abtes, dass sie unter **keiner Vernachlässigung** zu leiden haben.
7. Die kranken Brüder sollen **einen eigenen Raum haben und einen Pfleger**, der Gott fürchtet und ihnen sorgfältig und eifrig dient.
8. Man **biete den Kranken**, so oft es ihnen gut tut, **ein Bad** an; den Gesunden jedoch und vor allem den Jüngeren erlaube man es nicht so schnell.
9. **Die ganz schwachen Kranken dürfen** ausserdem zur Wiederherstellung ihrer Gesundheit **Fleisch essen**.
   Doch sobald es ihnen besser geht, sollen sie alle nach allgemeinem Brauch auf Fleisch verzichten.
10. Der Abt sehe es als eine Hauptsorge, dass die Kranken weder vom Cellerar noch von den Pflegern vernachlässigt werden. Auf ihn fällt zurück, was immer die Jünger verschulden.

Caput XXXVI: De infirmis Fratribus (in Latein):

1. Infirmorum cura ante omnia et super omnia adhibenda est, ut sicut revera Christo ita eis serviatur,
2. quia ipse dixit: Infirmus fui et visitastis me,
3. et: Quod fecistis uni de his minimis mihi fecistis.
4. Sed et ipsi infirmi considerent in honorem Dei sibi servire, et non superfluitate sua contristent fratres suos servientes sibi;
5. qui tamen patienter portandi sunt, quia de talibus copiosior merces acquiritur.
6. Ergo cura maxima sit abbati ne aliquam neglegentiam patiantur.
7. Quibus fratribus infirmis sit cella super se deputata et servitor timens Deum et diligens ac sollicitus.
8. Balnearum usus infirmis quotiens expedit offeratur – sanis autem et maxime iuvenibus tardius concedatur.
9. Sed et carnium esus infirmis omnino debilibus pro reparatione concedatur; at, ubi meliorati fuerunt, a carnibus more solito omnes abstineant.
10. Curam autem maximam habeat abbas ne a cellarariis aut a servitoribus neglegantur infirmi. Et ipsum respicit quicquid a discipulis delinquitur.'

Diese Regeln meinten zwar eindeutig die Ordensbrüder, aber man darf annehmen, dass diese Benediktinerregel sich auch auf anderweitige Kranke, wie auch auf Psychischkranke anwenden liess und auch angewendet wurde, die sich im Einflussbereich des Klosters befanden, heisst es doch auch:

‚Der Abt muss seine ganze Sorge darauf richten und mit aller Klugheit und Umsicht dem Ziele zustreben, dass er keines der ihm anvertrauten Schafe verliere. Er soll nämlich wissen, dass er die **Sorge für kranke Seelen** *übernommen hat, nicht eine Zwingherrschaft über Gesunde. Er sei in Angst vor der Drohung, die Gott dem Propheten in den Mund legt: „Was euch fett erschien, habt ihr für euch genommen, was aber schwach war, habt ihr weggeworfen". Und er ahme das rührende Beispiel des guten Hirten nach, der die neunundneunzig Schafe auf dem Gebirge zurückliess und sich aufmachte, das eine Schäflein zu suchen, das* **in die Irre gegangen** *war; solches Mitleid hatte er mit dessen Schwäche, dass er es huldvoll auf seine Schultern nahm und so zur Herde zurücktrug.'*

Dieses huldvolle Tragen des verirrten Schafes zur Herde zurück ist wie eine Metapher für das Zurückbringen eines verirrten Menschen in die Gesellschaft. In der Bibelstelle des in die ‚Irre' gegangenen, verlorenen Schafes (Matthäus 18, 12-13 oder Lukas 15, 4-6) steht nämlich das Schaf sinnbildlich für den Menschen. Allerdings ist darin auch der Hinweis enthalten, dass ein solcher Mensch ein Leben ohne Gott führt und zu ihm zurückgeführt werden muss. Man nahm also an, dass jemand mit einem Seelenproblem den Pfad Gottes (und seine Mitmenschen) verlassen habe und dass in der Folge ein Dämon oder der Leibhaftige selber in den Geist eingezogen sei und die psychische Erkrankung verursache.

Bezogen auf die damaligen psychisch kranken Menschen sind hier zwei Aussagen anzutreffen. Die erste meint, dass nicht nur den Benediktinerbrüdern eine Hilfe und Pflege zustehe in den Mauern der Klöster, sondern auch anderen hilfsbedürftigen Menschen. Allerdings waren die ‚Pflegeplätze' in den benediktinischen Klöstern begrenzt und vermutlich auch grundsätzlich nicht für die Aufnahme von Kranken gedacht, die nicht dem Orden oder dessen näheren Kreis angehörten. Doch die Klöster mochten immer wieder solche psychisch kranken Kreaturen in ihren Mauern zur Pflege und Heilung aufgenommen haben. Gegenteiliges zu behaupten, wäre gewagt und würde den Tatsachen zuwiderlaufen.

Die andere Aussage ist leider die, dass die verirrten Schafe (also die Psychischkranken) offenbar den Weg Gottes verlassen hatten, resp. ein Leben ohne Gott führen würden. Deshalb seien sie auch psychisch krank geworden und müssten nicht nur gesund gepflegt, sondern auch zu Gott zurückgeführt werden.

Hier entstand die Gleichung des Verrückten, der sich von Gott abgewandt hat. Somit verstand man Verrücktheit als die Folge des Abfallens resp. der Ablehnung von Gott. Verrücktheit wegen des Verlassens von Gott und seinen Geboten, was klar wird in der Besessenheit, des Einzugs von Dämonen resp. des Teufels in diese gottlosen Menschen. Verrücktheit galt als Beweis für die Gottlosigkeit. Dieser Gleichung bediente sich die Inquisition gerne. Die Inquisition wurde geschaffen zur Bekämpfung der Häresie (Ketzerei, Irrlehre, Abtrünnigkeit)

Die benediktinischen Klöster kannten drei Arten (Formen) von Krankensälen resp. Krankenzimmern, die auch in verschiedenen Bereichen zu finden waren. Man findet sie beschrieben im Klosterplan St. Gallens:

1. Das Infirmarium
Das Infirmarium, der Name lässt sich aus dem Lateinischen ableiten (infirmus ‚schwach', ‚krank') bezeichnete einen grösseren Krankensaal, der von einem Infirmarius, einem Benediktinerbruder geleitet und dem die Versorgung und Pflege der Kranken anvertraut wurde. Ihm oblag die Verantwortung für die Kranken. Manche pflegten selbst, viele hatten jedoch Helfer, die sich um die pflegerischen Aufgaben kümmerten.

2. Das Hospitium
Das Hospitium war ein Bewirtungsraum, eigentlich ein Gastraum, eine Herberge, welcher auch der Unterkunft von eher begüterten Menschen, z. B. Pilgern diente. Diese waren mehrheitlich in der Lage, für ihre Kosten aufzukommen, gehörten also eher zur vermögenden Klasse. Trotzdem wurden sie oft kostenlos beherbergt. Das Hospitium stand auch den umherreisenden Bischöfen und Würdenträgern zur Herberge (Gastrecht) offen. In einigen Klöstern stand das Hospitium jedoch auch ärmeren Menschen zur Verfügung.

3. Hospitale pauperum
Wie es der Name verrät (pauperum = arm), war das Hospitale pauperum für die Unterkunft und pflegerischen Versorgung der Armen vorbehalten. Meist beherbergte es arme Pilger, die auf der Durchreise waren.

Die Benediktinermönche kümmerten sich jedoch nicht nur um die Kranken, sondern widmeten sich, so lange dies durch die Kirche erlaubt war, auch den Schriften ägyptischer, griechischer und römischer Herkunft. Oft waren darunter auch medizinische Werke, die es in die jeweilige Zeit, resp. ins jeweilige Zeitverständnis zu übersetzen galt, meist aus dem Griechischen oder Lateinischen, aber auch aus dem Arabischen und Jüdischen. Diese Arbeit war für den Erhalt und die Überlieferung dieses antiken Schrifttums von unschätzbarem Wert.

Benedikt von Nursia orientierte sich noch eng an die Lehren des Hippokrates und des Galen. Er wusste sicherlich um die griechischen Asklepeion-Tempel und wie diese Heilschlafeinrichtungen einst funktionierten. So bot er Kranken nebst einer guten, teils fleischhaltigen Kost, was nicht selbstverständlich war, auch ein medizinisches Bad an, nicht nur zur Reinigung, sondern vor allem zur Therapie. Manchem Schwerkranken teilte er auch einen Helfer zu. In benediktinischen Klöstern praktizierte man auch den Aderlass, dies zum Teil in einem eigenen Gebäude des Klosters. Als Gegenleistung war der Kranke angehalten, an den religiösen Praktiken des Ordens teilzunehmen, wogegen nichts auszusetzen war.

In den Klostergärten wurden auch Heilkräuter gezüchtet, dann verarbeitet und die Medizin an den Kranken abgegeben. Auch diese ‚weltliche' Medizin war von unschätzbarem Wert für die Zukunft, weckte sie doch immer wieder auch in den Mönchen eine unwiderstehliche Neugier. Allerdings wurde dies nicht immer gerne gesehen und später oft Jahrhunderte lang untersagt. So blieben weiterführende Studien – beispielsweise über die menschliche Anatomie - auf der Strecke, weil sie durch die Kirche resp. die Ordensleitung verboten wurde.

Nicht nur das eigene Forschen war teils streng untersagt, auch die Überlieferungen der Schriften Aristoteles (z. B. solche über die Beschreibung von der Natur des Menschen) wurden streng verboten, dies bis weit ins 13. Jahrhundert hinein. Man betrachtete das **Studium seiner Schriften als Gottesfrevel** und bestrafte die fehlbaren Mönche hart. Man war fest überzeugt, dass **Krankheit die Strafe Gottes** sei. Wurde jemand krank, ohne dass äusserliche Einflüsse dazu sichtbar waren, was bei psychisch Kranken meistens der Fall war, so war man der Überzeugung, dass der Erkrankte von Gott verlassen worden und ev. **vom Teufel besessen** war. Mit teils verheerenden Folgen.

Aus dieser Tatsache heraus kann man heute behaupten, dass die mittelalterliche Zeit sowohl für die Entwicklung der Medizin selbst, wie das Verständnis für psychisch kranke Menschen eher eine düstere und restriktive Zeit war. Es waren viele Jahrhunderte nicht unbedingt des Rückschrittes, immerhin jedoch lange Jahre des Stillstandes, was das Verständnis für psychische Belange kaum forcierte.

Psychisch Kranke wurden stark dämonisiert und unter einem rigiden religiösen Konzept verteufelt. Nur wenige Krankheitsbilder wurden in die Nähe von Heiligen (Heiligkeit) gestellt. Dies war hin und wieder bei der Krankheit Epilepsie der Fall (man nannte sie auch die heilige Krankheit) oder bei Menschen mit (visionären) Halluzinationen, denen seherische Fähigkeiten sowie eine enge Verbindung zu Gott nachgesagt wurden, um göttliche Botschaften zu übermitteln.

Anfänglich war die Pflege von Kranken eine reine Männersache und wurde meist von Männern für Männer geleistet. Später änderte sich die Pflege dahin gehend, dass immer mehr Frauen diese pflegerischen Aufgaben übernahmen und damit auch Frauen gepflegt werden konnten. Die Benediktiner übergaben in späteren Zeiten die Krankenpflege immer mehr den Frauen und auch in die Hände von Laien.

Die Pflege selbst bezog sich meist nur auf die Versorgung mit Nahrung und Getränken, auf die Versorgung mit Kleidung, auf Waschungen und Bäder, auf den Aderlass und selbstverständlich vor allem auf die Versorgung mit geistigem und religiösem Beistand. Immerhin hielt auch die Kräutermedizin Einzug in die Pflege und Versorgung von kranken Menschen. Gewisse pflanzliche Wirkstoffe fanden immer mehr Einsatz innerhalb der Pflege. In den Klostergärten wurden Beete mit Heilpflanzen angelegt, zum Beispiel in denen St. Gallens, Fuldas, Hersfelds und Reichenaus. Erinnert sei speziell auch an die Arbeiten von **Hildegard von Bingen**.

Auch die **Hebamme** entwickelte die Pflege von alten und kranken Menschen. War sie zuerst notwendig bei den Geburten und als Unterstützung für die gebärenden Frauen gedacht, machte sich auch das Hebammenwesen immer mehr Gedanken zu Gesundheit, Krankheit und Tod und entwickelte daher die Pflege entscheidend weiter.

Die Krankenpflege entwickelte sich jedoch nicht nur im christlichen Abendland, sondern auch in nicht christlichen Ländern. So gab es bereits im Jahre 707 im syrischen Damaskus ein Hospital mit vier verschiedenen Krankenabteilungen. In Bagdad entstand eine der allerersten Apotheken bereits im 8. Jahrhundert. Im Jahre 873 wurde in Kairo (Ägypten) ein Hospital mit Ambulanz und Apotheke erbaut. Im Jahre 981 n. Chr. wurde wiederum in Bagdad ein Krankenhaus erbaut, in dem chirurgische Eingriffe vorgenommen wurden und Augenkrankheiten behandelt wurden. Die islamische Welt war der christlichen um Weiten voraus.

Eine spezielle Erwähnung findet die um die Jahrtausendwende (1. Jahrtausend) verfasste Schrift des Klassikers der Chirurgie ‚Kitab al-Tasrif' oder das Buch der medizinischen Methode. Es handelt sich um ein medizinisches Enzyklopädie-Kompendium mit rund 30 Bänden, welches aus medizinischen Daten zusammengestellt wurde. Der Autor Al-Zahrawi (genannt **Albucasis**) sammelte in seiner rund 50 jährigen medizinischen Karriere Fakten, trug sie zusammen und teilte sie in verschiedene Abschnitte: Chirurgie, Medizin, Orthopädie, Augenheilkunde, Pharmakologie, Ernährung, Pädagogik, Rekonvaleszenz und Altersheilkunde usw.

Abū l-Qāsim Chalaf ibn ʿAbbās az-Zahrāwī (arabisch أبو القاسم خلف بن عباس الزهراوي), ist im Abendland bekannt unter dem Namen **Abulcasis** oder Abulkasim.

Als andalusischer Arzt praktizierte er in der Nähe von Córdoba, Spanien und war vielleicht der bedeutendste arabische Arzt des Mittelalters. (aus wikipedia.com)

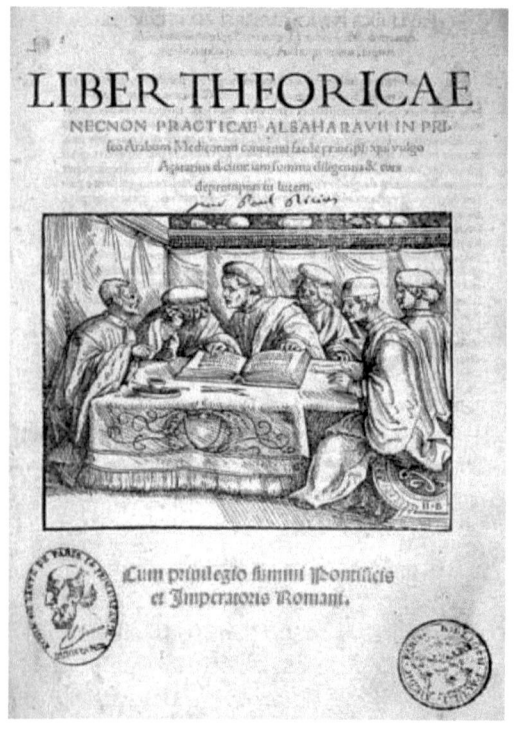

Sein Werk ist in englischer und französischer Sprache im Internet zu finden. Es heisst ‚**Chirurgia**' und ist auch zweisprachig geschrieben in Arabisch und Latein.

Es handelt sich um die berühmteste seiner Arbeiten zu den Themen der Chirurgie. Albucasis war spezialisiert auf die Kauterisation, also die Verbrennung oder Verätzung von blutenden Körperstellen, entweder zur Blutstillung im Rahmen von Amputationen oder zur Zerstörung von gutartigen Tumoren (Wucherungen).

http://muslimheritage.com/article/abu-al-qasim-al-zahrawi-great-surgeon

Ein Kauter ist ein glühendes Eisen, welches auf die blutende Wunde gehalten wurde, die das umgebende Gewebe schädigte, aber das Blut koagulieren liess, so dass die Blutung oft merklich stoppte. Sein Wissen über dieses Gebiet, überhaupt sein Wissen über die Medizin erhielt er durch intensives Studium aus den Werken des byzantinischen Arztes Paulos von Aigina, welcher bereits erläutert wurde. Sicherlich dienten ihm auch weitere antike Quellen.

Im Abschnitt XI seines Werkes ‚Chirurgia' schreibt er auch über die Melancholie. Er ‚kauterisierte' die Melancholie mit erhitzter Schafsbutter, Schmalz und Hühnerfett. Mit Kauterisierung meinte er hier eher eine Erhitzung/Verbrennung (ustione) von Kopfstellen mit heissem Brotteig (Leinsamenbrei) mit der Zugabe von erhitztem Butter, Schmalz und Fett. Selbstverständlich hier nur im erhitzend-reizendem Sinne. Diese Stelle aus dem Abschnitt XI wurde vom Autor aus dem Französischen übersetzt.

Er schreibt: ,*Wenn die Melancholie durch pikante Launen verursacht wird und dicker Schleim, kauterisieren (wir), wie wir es zur Lähmung empfohlen haben. Wenn es sich um einen Überfluss von Stimmungen handelt, die sich auf den Körper auswirken, dass der Körper des Patienten lymphatisch ist, verabreichen Sie die Abführmittel des Gehirns, die in der Nosologie erwähnt werden. Rasieren Sie den Kopf des Patienten, machen Sie aus Leinsamen eine Art rundes Brot, das Sie in der Mitte des Kopfes auftragen, während Sie sitzen und völlig bewegungslos sind. Nehmen Sie ein Pfund alte Schafsbutter, schmelzen Sie sie und erhitzen Sie sie, damit Sie Ihre Finger noch festhalten können, und giessen Sie ihn auf die Mitte des Kopfes in der Mitte des Brotes, wo Sie es liegen und abkalten lassen. Beginnen Sie jede Woche neu und lassen Sie den Patienten bis zur Genesung eine geeignete Diät einhalten. Sie können den Kauter noch in vielen, aber leichten Tipps anwenden und darauf achten, nicht zu drücken. Diese Art der Kauterisation gibt dem Gehirn seine normale Feuchtigkeit (zurück). Mit einem in Butter oder Hühnerfett getränkten Stück Dickdarm anrichten.'*

Im Weiteren schreibt er über die Kauterisation bei anderen Erkrankungen des Kopfes, aber auch bei Erkrankungen der Lunge, des Abdomen, über Gelenkserkrankungen, Ischias, Achselhöhle, Lepra, Taubheit, Krebs, Abszesse, Gangräne, über Pusteln und Blutungen. Ein ärztliches Sammelsurium von Krankheiten.

Das Buch musste im Mittelalter und auch noch später als ein grossartiges Medizinwerk angesehen worden sein, nimmt es doch auch Stellung zu folgenden Themen:

Inzisionen und Punktionen, Blutungen, Wunden, Nase, Lippen, Zähne, Zunge, Mandeln, Tumore, Kopfhaut, Hals, Venen und Arterien, Bauch, Harnröhre und Blase, Hernien, Frakturen, Luxationen, Genitalproblemen, Anus, Warzen, Fisteln, Krampfadern, Würmern usw.

Speziell erwähnt er auch Instrumente zum Einschneiden und Perforieren von Tumoren. Erwähnt auch das Schröpfen mit Blutegeln.

Ein weiterer, berühmter mittelalterlicher Mediziner **Avicenna**, arabischer Arzt und Philosoph, auch genannt **Ibn Sina**, verfasste ein bekanntes medizinisches Werk um 1025 n. Chr., welches in fünf Abschnitte unterteilt wurde. Das Werk war bis ins 19. Jahrhundert das Standardwerk der Medizinausbildung und war das wichtigste Werk des Mittelalters überhaupt. Das fünfteilige, kompilative Werk hiess ,,**Canon medicinae**". Auch es war eine Zusammenfassung (Zusammentragung bekannter Schriften) der damaligen Heilkunde und enthielt speziell Beitrage (zur Metaphysik) über die Musik (als Heilmittel), also über eine Art von ,Psychotherapie' der Musik, aber auch über den Heilschlaf durch Opiate und über die Wirksamkeit von Kaffee. Ein auch ins Deutsche übersetztes Werk über die Augenheilkunde fand eine grosse Verbreitung in Europa.

Über den Heilschlaf sagte er (zu Heilschlaf durch Opiate): *'Wein kann schliesslich genommen werden, um diesen Prozess* (den Heilschlaf A.d.A.) *materiell zu unterstützen, indem er das Temperament ausbalanciert und die intellektuelle Kraft stärkt.'*

Es wäre interessant herauszufinden, ob dieses in fünf Canon aufgeteilte Werk - was psychiatrische Dinge anbelangt - über die humoralpathologischen Ansätze, also über die bekannte Vier-Säfte-Lehre, die Ideen eines Asklepeios-Heilschlafes, den positiven Vorstellungen eines guten Essens, der Heilunterstützung durch Bewegung wie auch die Entspannung durch Heilbäder und den Erfolgen für den Geist durch Musik und soziales Spielen eines Hippokrates oder Galen hinausgeht. Immerhin war die Heilwirkung durch Musik auch Hippokrates bereits bekannt.

Vermutlich muss diese Frage eher verneint werden, da man inhaltlich nichts Neues finden wird, ausser den althergebrachten Hinweisen zur Melancholie, Manie, Phrenitis und Epilepsie. Offensichtlich war der psychisch kranke Mensch noch immer nur marginal, also randständig für die Medizin, nicht nur für einen Avicenna, sondern weit bis ins Mittelalter und auch noch über dieses hinaus.

In Europa (Milano) wurde im Jahre 787 n. Chr. eine erste **Findelanstalt** gegründet. **Bischof Datheus von Mailand** hatte ein Erbarmen mit den armen, ausgesetzten Waisen- und Findelkindern. Bisher war die Fürsorge für diese von ihren Müttern und Vätern verlassenen Kindern noch tief in den Kinderschuhen und es waren erstmals kirchliche Institutionen, die sich diesen Ärmsten der Armen annahmen und für sie aufkamen. Ohne die Unterstützung einer sich erbarmenden Amme verstarben viele dieser ausgesetzten und verlassenen Kinder. Damit schuf ein Bischof bereits in dieser frühen mittelalterlichen Zeit ein erstes Waisenhaus.

Dann, im Jahre 820 n. Chr. wurde in **Salerno** ein **Benediktiner-Hospital** gegründet, aus dem sich etliche Jahre später eine erste und wichtige europäische **Medizin-schule** entwickelte. Sie war quasi eine allererste Universität oder wenigstens eine erste Medizin- und Forschungsanstalt und wurde vom Kloster Monte Cassino (gegründet von Benedikt von Nursia) unterhalten, um ihre erkrankten Ordensbrüder dort zu pflegen. Bald legten in Salerno dann auch Kreuzfahrer an, auf dem Weg ins gelobte Land, beziehungsweise von dort wieder zurück, um ebenfalls ihre Erkrankten pflegen zu lassen.

Salerno wurde bald zu einem Medizin- aber auch Pharmazentrum im Mittelalter und in ihm bildete man viele Heilkundige aus. Es erhielt europaweite Bedeutung und immer häufiger kamen geistliche und auch weltliche Fürsten und andere Würdenträger angereist, um sich von den ‚medici Salernitani' behandeln zu lassen.

Es waren häufig die Mönche von benediktinischen Klöstern und natürlich auch aus dem Mutterhaus der Benediktiner, aus Montecassino, die ärztliche Diagnosen stellten und die Therapie empfahlen. So kam beispielsweise auch der Bischof von Verdun im Jahre 984 nach Salerno, um sich behandeln zu lassen. Selbst der montecassinische Abt Desiderius war auf medizinischen Rat seiner Mönche angewiesen und befolgte deren Ratschläge.

Auf dem Gebiet der Chirurgie machte man deshalb Fortschritte, weil immer wieder Verletzte aus kriegerischen Handlungen (innerhalb der Kreuzzüge) herangeführt wurden. Der erste Kreuzzug wurde im Jahre 1096 - 1099 n. Chr. unternommen, der zweite in den Jahren 1147 – 1149 ausgetragen. Es folgten weitere Kreuzzüge, der siebente in den Jahren zwischen 1270 – 1272.

In Salerno liessen sich die Verletzten dieser verschiedenen Kreuzzüge chirurgisch gerne behandeln. Immerhin galten die dort tätigen Mönchsärzte als kompetent. Des Weiteren beschäftigten sich die Ärzte neben der Augenheilkunde und der Pharmazie auch mit der Uroskopie und Harnlehre oder machten sich vertieft Gedanken über die Auswirkungen der Natur auf den menschlichen Organismus.

Ohne das Studium der Anatomie ging nichts, weder auf dem Gebiet der Chirurgie, wie auch auf dem der Gynäkologie, also auf dem Gebiet der Frauen- und Geburtsheilkunde. Der Anatomieforschung diente die Sezierung von Schweinen, solange Menschen, sowohl lebende wie tote aus christlichen Gründen davon ausgeschlossen waren, denn die Schweineanatomie galt als einigermassen vergleichbar mit der menschlichen Anatomie (!). Man war jedenfalls der einhelligen Meinung, die Anatomie der Schweine sei der der menschlichen am ähnlichsten.

Daneben übersetzte man auch fleissig griechisch-arabische Texte ins Lateinische. Das Zentrum Salerno war neben der Medizinschule auch eine **Ausbildungsstätte für Philosophie, Theologie und Recht**. Die Schule selbst bezeichnete sich zwar nie als Universität. Trotzdem hatte sie ein universitäres Gehabe, entwickelte sie doch einen medizinischen Lehrplan mit drei Abschnitten, die ein angehender Arzt durchlaufen musste, um eine ärztliche Anerkennung zu erhalten, die ihn praktizieren liess.

Ein wichtiger Arzt, der in Salerno praktizierte, war **Constantinus Africanus** (1018 – 1087 n. Chr.), genannt auch Konstantin der Afrikaner. Er wirkte dort 1077 n. Chr. als Lehrer und Übersetzer und trug durch seine Tätigkeit zu einer starken Wiederbelebung antiker Traditionen bei. Im englischsprachigen Raum nennt man ihn auch Constantinuse of Carthage, weil er ursprünglich aus Nordafrika, vermutlich aus dem heutigen Tunesien stammte.

Während einer gründlichen Ausbildungszeit, die ihn auch in den Orient, nach Bagdad und Kairo führte, eignete er sich ein seriöses medizinisches Wissen an. Aus politischen Gründen oder wegen Missgunst - Constantinus hatte als Arzt und Magier grossen Erfolg und fand weiterum grossen Respekt - musste er, des Lebens unsicher geworden, unerkannt aus der Stadt Karthago fliehen, wobei er per Schiff via Sizilien nach Süditalien floh und in der Medizinschule Salerno landete um schliesslich im Benediktinerkloster Montecassino als Laienbruder (Laienmönch) zu wirken und zu leben. Diese Fluchtroute erhält in unserer Zeit ja erneut eine grosse Bedeutung.

Dort übersetzte er die in arabischen Versionen vorliegenden Schriften des Hippokrates und Galen in die lateinische Sprache zurück, was diese Werke sofort für die lateinisch sprechenden Ärzte in Italien interessant machte. Denn jetzt konnte man das medizinische Wissen dieser bedeutenden Werke nachlesen, was dazu führte, dass die Medizinschule von Salerno dadurch schnell berühmt wurde.

Er nahm sich auch anderer arabischen sowie auch persischen Quellen an, wie auch jüdischen, die er kompilierte. Auch hier übersetzte er wichtige Werke aus dem 9.ten und 10.ten Jahrhundert in die lateinische Sprache, was auch diese Arbeiten für die Medizinschule von Salerno und für die Nachwelt wertvoll machte. Die von Constantinus Africanus übersetzten Werke waren im Gebrauch als **medizinische Kompendien**. Sie wurden für die Medizingeschichte wichtig und fanden vom Mittelalter bis ins 17.te Jahrhundert als wertvolle Lehrbücher in der Medizinausbildung Verwendung.

Für Salerno jedenfalls war das Wirken des Constantinus africanus von entscheidender Wichtigkeit, transferierten seine übersetzten Werke die Medizinschule quasi zu einem ‚Hochsalerno'. Denn für das Kloster begann eine Blütezeit.

Wie viele Vorgänger übersetzte auch Constantinus die Werke des Hippokrates und Galen und befasste sich dadurch sicherlich auch mit geistigen Krankheiten des Menschen. Hippokrates und Galen hatten äusserst wichtige Werke hinterlassen.

In ihren überlieferten Werken fand er interessante Abhandlungen über die Melancholie, die er in sein kompendiarisches Werk übernahm. Sicherlich unternahm er nicht bloss die reine Übersetzung in die lateinische Sprache, sondern machte sich seinerseits vertieft Gedanken über diese, in der Bevölkerung teils weit verbreiteten Seelenkrankheit und fügte auch eigene Überlegungen sowohl zur Entstehung, wie auch zur Therapie hinzu. Seine Ausführungen findet man in seinem Werk im Buch (Lib II) und trägt den Titel ‚De melancholia' (Seite 280 bis 298.) Dort findet man auch Rezepturen und therapeutische Ideen.

Die geistigen Krankheiten der Menschen waren immer Gegenstand des ärztlichen und auch philosophischen Interesses, bereits auch in der Antike. So faszinierten neben der Melancholie auch die Manie sowie die Epilepsie. Speziell die Melancholie (Schwermut, griechisch melagcholía, zu mélas=schwarz und cholé=Galle, Schwarz-galligkeit) bot sich seit der Antike gerne an zu vielen medizinischen, wissenschaft-lichen, philosophischen, theologischen, künstlerischen und literarischen Abhand-lungen und Wortwechseln zwischen Gelehrten. Der Begriff der Melancholie schwankte zwischen einer herabwürdigenden Pathologisierung und einer Über-höhung innerhalb der Idealisierung.

Herabgewürdigt wurde die Melancholie als Krankheit, in dem man Menschen, die von ihr befallen waren abqualifizierte, abwertete und durch den Schmutz zog, erniedrigte oder diskreditierte. Die Melancholie wurde verrufen, geschmäht, ver-unglimpft, diffamiert und erniedrigt, sei es im persönlichen Gespräch zwischen den antiken Menschen, innerhalb der Gesellschaft (Politik, Philosophie, Medizin, Pädagogik, Kultur und Kunst etc.) oder innerhalb des herrschenden Glaubens (Theologie). Der Begriff der persönlichen Schuld und der Sünde kam jedenfalls schnell ins Spiel, wenn man sich zur Frage der Ursachen unterhielt.

Überhöht wurde die Melancholie aber gleichzeitig auch innerhalb der Theologie, der Literatur und Kunst, was erstaunen mag. Sie diente als prägende Charakter-rolle in einem Schauspiel oder in einem literarischen Werk, wurde sie doch schnell anerkannt als quasi anthropologische Grundkonstante der menschlichen Er-fahrungswelt. Die Melancholie gehörte zum Gefühlsrepertoire des Menschen.

Aber was genau war denn die Melancholie und was meinte man in der Antike mit dem Begriff der Schwermut? Offenbar war die Melancholie mit einem schmerz-lichen Leiden verbunden, einer inneren Traurigkeit. Einem Hinwegwenden, einem Abwenden des Erkrankten von der Welt. Aber auch eine misanthropische Wegwendung von sich selbst, quasi von seinem eigenen Selbst. Und die Melan-cholie zeigte eine Überschneidung mit der Traurigkeit, war jedoch nicht dasselbe. Traurigkeit konnte entstehen wegen einer Verlusterfahrung oder dem realen Sterben eines geliebten Menschen. Diese Traurigkeit nach einem Verlust eines geliebten und geschätzten Objektes entsprach einem menschlichen Gefühls- und Seelenzustand und erwartete eine entsprechende Trauerarbeit. Zudem war sie real, entsprach einer realen Begebenheit.

Die Melancholie jedoch hatte eine andere Seite. Ihr fehlte sozusagen das Verlustobjekt, schien irreal. Man fand sich auch so traurig oder besser gesagt melancholisch. Es war eine Art Traurigkeit ohne adäquaten Bezug beispielsweise zu einem Todesfall. Viele Menschen in der Antike waren auch ohne Grund niedergeschlagen oder melancholisch. Dies quasi ohne jeden äusseren und sichtbaren oder zuordenbaren Grund.

Gemäss der 4-Säfte-Lehre entsprach die Melancholie der schwarzen Galle. Die anderen Säfte waren das Cholerische, das Phlegmatische und das Sanguinische. Ihre entsprechenden Komponenten hiessen gelbe Galle, Schleim und Blut.

Die antiken Ärzte unterschieden also diese zwei Seelenkomponenten voneinander. Sie unterschieden Traurigkeit von der Melancholie. War Trauerarbeit zu leisten, nahm man an, dass der Betroffene einen Verlust erlitten hatte, den er zu beklagen hatte. Wer jedoch keine auf ein Objekt hin gerichtete Trauerarbeit leisten musste, weil ihm dieser Verlust fehlt, beispielsweise nicht bewusst war, wurde von den Ärzten als melancholisch eingestuft. Man konnte ihn ausfragen und ergründen so oft man wollte und konnte, der Melancholiker konnte nicht bewusst erfahren, was er eigentlich ‚verloren' hatte. Für die den Melancholiker umgebende Menschen war dieser nicht verständlich, seine melancholische Stimmung nicht nachvollziehbar.

Man empfand sein Melancholisch sein als irrationale Empfindung und als irrationales Verhalten. Daher erntete er in der Gesellschaft nicht nur passives Unverständnis sondern ihm schlug eine aktive Ausgrenzung entgegen. Die Mitmenschen grenzten den Melancholiker aktiv aus ihren Reihen, was diesen bereits an sich selbst verzweifelten und verunsicherten noch weiter in die Einsamkeit und in den seelischen Abgrund trieb. So wurden die Melancholiker immer weiter pathologisiert.

Die antiken Ärzte, wie später auch die mittelalterlichen, bestimmten das Sein und das Verhalten der Menschen nach den vier Körpersäften, die gleichzeitig auch den kosmischen Elementen (Feuer, Luft, Wasser und Erde) und den Perioden, resp. Jahreszeiten (Frühling, Sommer, Herbst und Winter) und ebenfalls noch den Lebensaltern (Knabenalter, Jünglingszeit, Mannesalter und Greisentum) und zuguterletzt auch noch den Qualitäten (Warm, Kalt, feucht und trocken) zu entsprechen hatten.

Die historischen Wurzeln dieser Lehre gründeten in den Verstandesprinzipien der griechischen und römischen Antike. In den Lehren der Harmonie, Symmetrie und Isonomie kam eine ausschlaggebende Bedeutung in der Form hinzu, dass die Gesundheit resp. Krankheit des Menschen auf die Ausgewogenheit, resp. Unausgewogenheit dieser verschiedenen Qualitäten entsprach.

Die Gesunden wurden von diesen 4 Säften beherrscht, die Kranken jedoch litten unter ihnen. Die Säfte der Gesunden waren ausgewogen, jene der Kranken waren es nicht. Das Blut als solches war der Lebenssaft schlechthin und nahm gewissermassen die Vorherrschaft über die anderen Säfte ein. Die schwarze Galle (der humor melancholicus) wurde sehr früh als eine böse Entartung der gelben Galle und/oder des Blutes aufgefasst. Dieser schwarzgallige Stoff war die Quelle des Wahnsinns (der Mania), der Schwermut, der Angst und der Verdüsterung des Bewusstseins.

Nun war zwar die schwarze Galle in jedem Menschen vorhanden, die sich als solche im Grunde nicht negativ bemerkbar machte. Aber durch beispielsweise eine Ernährungsstörung oder durch eine Erhitzung oder Erkältung, so nahm man auch noch im Mittelalter an, ereigne sich eine vorübergehende und qualitative Veränderung des melancholischen Saftes, der zu einer Befindlichkeitsänderung führe resp. zu einer Charakteränderung. Diese erst war die ‚melancholische Krankheit‘.

Die melancholische Krankheit selbst jedoch konnte schwanken zwischen zwei Polen: zwischen Genie und Wahnsinn resp. zwischen einer natürlichen schöpferischen Erregung und einer krankhaften Verdüsterung des Geistes.

Archigenes von Apamea (1. - 2. Jh. n. Chr.) war ein griechischer Arzt, der zur berühmten ‚Sekte‘ der Eclectici (zur Schule der Eklektiker) gehörte und stammte, wie sein Name aussagt, aus dem syrischen Apamea. Er praktizierte in Rom und genoss dort einen guten Ruf. Archigenes teilte die Auffassung des Hippokrates, dass Krankheit durch eine **Dyskrasie** (gemeint ist eine schlechte, also fehlerhafte Zusammensetzung der Körpersäfte) von Heiss, Kalt, Feucht und Trocken entstehe.

Man sagte ihm nach, dass er unter dem Einfluss der Pneumatiker (Pneumatische Schule, Ärzteschule bestimmter Ausrichtung) stand, schrieb er doch Bedeutendes über die Pulslehre. Seine Auflistung der 8 verschiedenen Pulsqualitäten jedoch wurde teils heftig kritisiert.

Die Pneumatiker betrachteten die Atemluft (Pneuma oder Spiritus genannt) als ein Leben spendendes und Leben erhaltendes stoffliches Prinzip, das durch die Lungen zur Abkühlung der vom Herzen erzeugten Hitze aufgenommen wurde. Ihrer Vorstellung gemäss strömte das Pneuma (die Atemluft) dann mit dem von der Leber erzeugten Blut (!) durch den Körper (!) und halte alle Lebensfunktionen aufrecht. Diese antike Vorstellung war an sich ja richtig. Und auch die Vorstellung der Therapie bei Pneumaproblemen, nämlich das Verordnen einer Diät, war ja auch nicht gänzlich falsch.

In unserem Zusammenhang wichtig zu erwähnen ist, dass die Ideen und Vorstellungen eines Archigenes auch die salernischen Ärzte, insbesondere Constantinus africanus beschäftigte. Denn dieser längst verstorbene Archigenes hatte bereits früh eine Analyse der melancholischen Symptomatologie geliefert. Nach ihm sind die auffälligsten **Symptome der Melancholie** folgende:

- Dunkle Hautfarbe
- Aufgetriebenheit
- Übler Geruch
- Gefrässigkeit bei anhaltender Magerkeit
- Depressionen
- Menschenscheue
- Neigung zum Selbstmord
- Wahre Träume
- Ängste
- Visionen
- Sprunghafter Wechsel von Gehässigkeit, Kleinlichkeit und Geiz zu Umgänglichkeit und Grosszügigkeit.

Archigenes von Apamea ging noch weiter und meinte: ‚*Wenn aus der blossen Melancholie manifester Wahnsinn geworden ist, treten vielfältige Halluzinationen, Dämonenfurcht und Wahnvorstellungen auf… sowie religiöse Extasen und sonderbare fixe Ideen, wie etwa die Zwangsvorstellung, ein irdener Topf zu sein.*‘

Wenn wir die antike Melancholie, die zwar mehr war, mit der heutigen Auffassung über die Depression vergleichen, haben die Vorstellungen eines Arichigenes durchaus ihre Richtigkeit, können doch starke Depressionen auch von Halluzinationen, der Furcht vor Übersinnlichem und vor Dämonen, zum Beispiel in Form einer religiösen Ekstase, wie auch Wahnvorstellungen beinhalten, manchmal auch Zwangsvorstellungen. Psychotische Symptome findet man jedenfalls bei einer schweren depressiven Episode in ICD-10 (F.32.3)

Archigenes jedenfalls war ein sorgfältiger Pathologe, der auch Beobachtungen über die Schlafsucht machte, über den Schwindel und über den Wahnsinn.
Zurück zu Constantinus Africanus und den salernischen Ärzten. In den von ihnen übersetzten Werken fanden sich vielerorts Überlegungen zur Melancholie. Man kann annehmen, dass Constantinus auch Teile des Werkes des Archigenes studiert und übersetzt hatte. Als ausgewiesener Symptomatologe und Pathologe werden die überlieferten Schriften des Archigenes bei den salentinischen Ärzten sicherlich auf grösseres Interesse gestossen sein. Genau so, wie es die hippokratischen und galenischen Schriften gewesen sein mochten.

In diesen, den salernischen Ärzten zur Verfügung gestandenen Arbeiten, wurde die Meinung formuliert, dass die Melancholie auch durch ein Übermass an geistiger Tätigkeit entstehen könne. Oder die, dass Melancholiker einen Hang zum einsamen und zurückgezogenen Sinnieren (Grübeln) hätten.

Melancholiker wurden in der Kunst der damaligen Zeit öfters in Körperposen dargestellt, die in ihrem Ausdruck eine tiefe Nachdenklichkeit zeigten. Oder es wurde der Melancholie nachgesagt, dass sie möglicherweise auch genährt werde von übermässiger Kritik, insbesondere von Eigenkritik, sowie von inneren Selbstzweifeln, sowie von einem sich ständig wiederkäuendem, sich selbst zernagendem Denkstil (quasi von die Seele zerfressenden Schuldgefühlen), der oft zur Verzweiflung führen würde.

Die Melancholie als Krankheit könne entarten in seelischer und körperlicher Erschöpfung (Erschöpfungsdepression, Burn-out, ständige Müdigkeit), Erstarrung in einer Handlungshemmung (depressiver Stupor). Melancholiker mieden in ihrem Denken oft den sogenannten Mainstream, also die vorherrschende Meinung oder Denkvorstellung der Allgemeinheit.

Melancholiker hätten eine Sehnsucht nach Tiefgründigkeit, die hin und da ihnen ungeahnte Einsichten und auch Wahrheiten vermittelten. Zeitweise fänden Melancholiker durch ihr vertieftes Grübeln auch eine kreative und künstlerische Produktivität.

Melancholiker zögen sich gerne in die Einsamkeit zurück und würden sich von der übrigen Welt abwenden. Dies könne sich jedoch auch steigern und in einen

Wahnsinn führen. Manche Autoren der Antike und des Mittelalters waren der Meinung, dass Erkenntnis als solche nur um den Preis der Melancholie möglich wäre.

Im christlichen Abendland verband sich die Melancholie auch mit dem Sündenfall. Sie sei sozusagen die Strafe für den geistigen Hochmut Adams, der vom Baum der Erkenntnis genascht habe. Er könne sich nur von der Melancholie befreien durch den christlichen Glauben, den tiefen und zweifelsfreien Glauben. Vergebung erwarte den, der Busse tue.

Das Sinnieren über die Melancholie geschah somit nicht nur über das rein medizinische Nachdenken, sondern wurde auch auf der Ebene des Philosophierens vollzogen.

Dass sich der Glaube mit der Melancholie (als Sünde) verband, wird übrigens auch dargestellt in der sog. „Mönchsmelancholie": gemeint war die Melancholie der Mönche, die sich in frühchristlicher Zeit als asketisch lebende Christen in Klöster zurückgezogen hatten oder als Einsiedler einsam in der Wüste lebten. Sie führten ein konsequent reizarmes Leben und wurden dadurch oft melancholisch. Die tiefe Einsamkeit und Abgeschiedenheit führte offenbar dazu, dass sie (depressiv geworden) vom Teufel in Versuchung geführt wurden.

Die einsamen Mönche wurden denn auch in der heissen und trockenen Wüste oft um die Mittagszeit vom sogenannten ‚Mittagsdämon' heimgesucht, zeitlich genau dann, als die Sonne am höchsten stand und die Hitze unerträglich wurde. Dann wirkte der Dämon heftig und liess die gepeinigten Mönche (ev. unter dem Einfluss einer Dehydration) am Sinn ihrer mönchisch-asketischen Lebensführung zweifeln. Anstatt der Erlangung des Seelenheils, nahm eine gähnende Leere und geistige Lähmung von ihnen Besitz, die sich steigern konnte bis zu einem starken Ekel und Hass gegen alle göttlichen Dinge. Diesen Zustand nannte man die Mönchsmelancholie.

Diese Mönchsmelancholie hing offenbar mit der Deprivation zusammen, die ihr asketischer Lebensstil mit sich brachte und somit eng mit der einsamen mönchischen Lebensführung zusammen hing. Jedenfalls erfuhren die Mönche schnell Genesung, nachdem sie in die Welt zurückgekehrt waren, wieder unter Menschen weilten. Die Melancholie fiel schnell von ihnen ab. Dies geschah beispielsweise auch, nachdem sie geheiratet hatten.

Friedrich der II erliess 1240 n. Chr. folgende Verordnung, die das Medizinstudium regelte und quasi auch eine Bewilligung zur Ausübung des Arztberufes darstellte:

Erstens:
   3 Jahre **Logik-Studium** (Voraussetzung zum Medizinstudium)
Zweitens:
   5 Jahre **Medizin-Studium** mit Chirurgie, Anatomie und Autopsie von menschlichen Körpern
Drittens:
   1 Jahr **Praxis** bei einem bereits praktizierenden Arzt

Weitere Universitäten belebten ab dem 12. Jahrhundert die Medizinindustrie des Mittelalters, die mit der Medizinschule von Salerno zu rivalisieren begannen: Es handelte sich aber um eigentliche Universitäten, in denen in verschiedenen Disziplinen gelehrt wurde: Theologie, Philosophie, Jurisprudenz und Medizin. Es entstanden **Universitäten** in **Neapel, Padua, Siena, Bologna** (Italien), **Toledo, Salamanca, Valencia** (Spanien), **Paris, Toulouse** und **Montpellier** (Frankreich), sowie die **Universität** von **Oxford**. Diese Rivalitäten hatten für die Entwicklung der Medizin jedoch eine fördernde Bedeutung.

Die Medizinentwicklung des Mittelalters kann man in drei teils parallel verlaufende Phasen einteilen. Da war einerseits die arabisch-islamische Medizin, beginnend im 7. Jahrhundert bis ca. ins 13. Jahrhundert. Dann teils noch etwas früher beginnend die klösterliche, monastische Medizin ausgehend vom 5. bis 12. Jahrhundert. Diese Klostermedizin entwickelte sich noch stark unter der religiös-christlichen Schirmherrschaft, wurde dann jedoch abgelöst in einer nachfolgenden Phase, von eher weltlichen Medizinschulen ab Mitte des 12. bis zum Beginn des 16. Jahrhunderts.

Einschneidend wirkte sich auf die Entwicklung der Klostermedizin (monastische Medizin) das **Konzil von Clermont des Jahres 1130** aus, in dem damals das ärztliche Praktizieren für Mönche verboten wurde. Bald darauf wurde den Mönchen auch noch die medizinische Ausbildung untersagt, denn man wollte, dass die Geistlichen sich wieder verstärkt auf ihre angestammten christlichen Aufgaben konzentrieren sollten.

Noch schwerer lastete der **Beschluss des Lateralkonzils des Jahres 1215** auf den Geistlichen: Es verbot auch strikte jedes chirurgische Eingreifen und führte zu einer jahrhundertelangen Trennung von Chirurgie und innerer Medizin. Dies hatte zur Folge, dass die Chirurgie von diesem Zeitpunkt an ein Handwerk von Badern, Wundheilern und Starstechern (Operation des grauen Stars) wurde.

Die neuen Universitäten von Paris, Bologna, Padua erhielten zwischen dem 12. und dem 15. Jahrhundert eine besondere Bedeutung. Die früheren Medizinschulen verloren an Ansehen. Seltsamerweise hielten sich die neuen Universitäten viel

strenger und autoritätsgläubiger an die alten Schriften Galens (Galenus von Perga-
mon), auch Claudius Galenos genannt. Sie bildeten die engeren Grundlagen des
ärztlich-medizinischen Lehrstoffes und wurden kaum kritisiert. Die Entwicklung
der medizinischen Wissenschaft wurde dadurch eher gebremst, was sich auch
darin zeigte, dass sich die anatomischen Kenntnisse wenig präzisierten. Es galten
die alten ‚Kenntnisse‘ oder eher ungesicherten Ansichten der Humoralpathologie,
also die 4-Säfte-Lehre.

Die Therapie wurde mit den Methoden der Ausscheidung praktiziert, also mittels
Aderlass, Schröpfen und Abführmitteln vollzogen. Auch die Diät war beliebt. Der
Diagnostik dienten die Pulslehre und die Harnschau. Bedeutung erlangten jetzt
auch astrologische Konzepte, vor allem das Zusammenhängen von Planeten und
Sternzeichen mit den menschlichen Organen wurde behauptet.

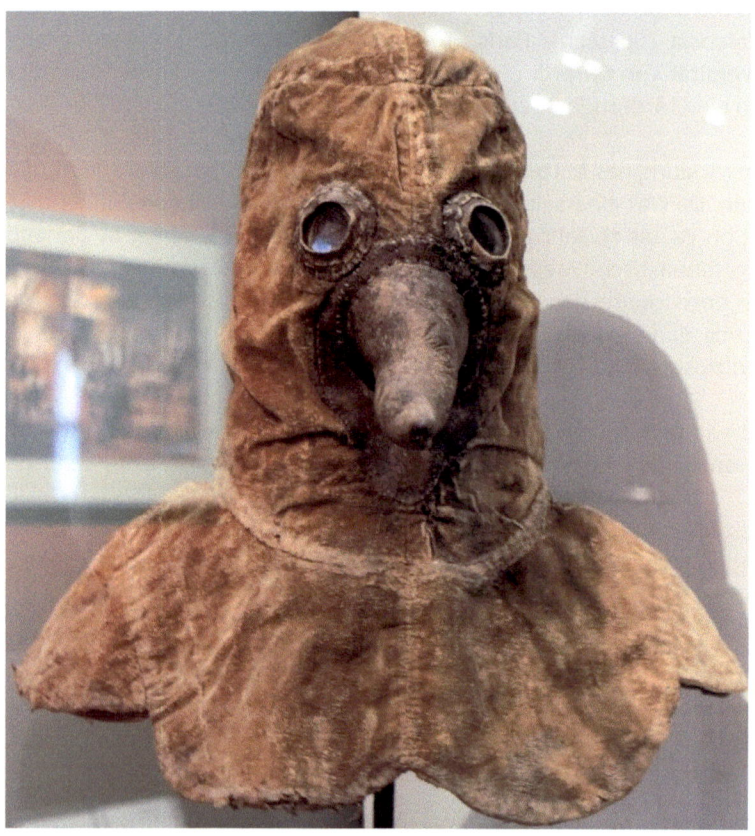

Pesthaube um 1600. Schutzhaube von Ärzten und Pestheilern
https://upload.wikimedia.org/wikipedia

In den Jahren 1347 - 1350 fielen rund 25 Millionen Menschen einer pandemischen Krankheit zum Opfer: der Pest Sie wird heute auch der „schwarze Tod" genannt. Damals sprach man allerdings von der grossen ‚Pestilenz' oder vom grossen Sterben. Da man nicht wusste, woher diese schreckliche Krankheit kam, dachte man, es sei eine von Gott geschickte Krankheit. Abwechselnd plagten die Menschheit in Mitteleuropa auch noch andere Krankheiten: die Pocken, die Masern, die Cholera, der Typhus, das Gelbfieber und die Lepra. Die Ärzte waren machtlos.

Die Pest raffte geschätzt ein Drittel der gesamten damaligen Bevölkerung von Europa dahin. Weitere Schätzungen gehen von einer Mortalität der Bevölkerung bis zu 60 Prozent aus und erwähnen weit mehr Tote: 50 - 75 Millionen.

Vermutlich wurde die Pest aus Zentralasien via den mittelalterlichen Handelsrouten aus dem Mittelmeerraum durch Rattenflöhe nach Europa eingeschleppt. Damals wusste man dies jedoch noch nicht, sondern vermutete, dass eine bestimmt Volksgruppe durch **Giftmischerei** und durch das **Vergiften der öffentlichen Brunnen** die Pest absichtlich verbreitet hätten: die Juden. Es kam zu Pogromen mit insgesamt mehreren 100'000 ermordeten Juden. Dies führte zu ersten Judenpogromen und zur teils völliger Vernichtung jüdischer Gemeinden. Man war überzeugt davon, dass die Juden hinter dem schwarzen Tod stehen würden. Sie wurden vorschnell verdächtigt. Der Volkszorn brach aus und man begann kurzerhand – bereits damals – die jüdische Bevölkerung zu verbrennen.

Ein berühmter Zeitgenosse – Giovanni Boccaccio - beschrieb diese Pestpandemie in seiner Novelle ‚das Decamerone': *‚So konnte, wer – zumal am Morgen – durch die Stadt gegangen wäre, unzählige Leichen liegen sehen. Dann liessen sie Bahren kommen oder legten, wenn es an diesen fehlte, ihre Toten auf ein blosses Brett. Auch geschah es, dass auf einer Bahre zwei oder drei davongetragen wurden, und nicht einmal, sondern viele Male hätte man zählen können, wo dieselbe Bahre die Leichen des Mannes und der Frau oder zweier und dreier Brüder und des Vaters und seines Kindes trug.'*

Sowohl die Pest als auch die in dieser Zeit unter starkem Wachstum entstehenden Städte führten dazu, dass die klösterlichen Spitäler für die Versorgung von Armen, Kranken und Bedürftigen bei weitem nicht mehr ausreichten. Langsam entwickelte sich ein bürgerlich aufgebautes Spitalwesen. Zu erwähnen ist hier der Johanniterorden.

Ungefähr ab dem 12./13. Jh. entstanden die **Häuser zum Heiligen Geist**, dessen Mitglieder sich der Krankenpflege widmeten. Das erste deutsche Heilig-Geist-Spital anstand 1204 im deutschen Brandenburg. Man war dem Heil der Seele verpflichtet wie auch dem Heil des Körpers.

Bedingt durch die verschiedensten ansteckenden Krankheiten, die im Europa dieser Zeit wüteten, eröffneten die grösseren Städte sogenannte ‚Isolierhäuser', wobei diese ausserhalb der Stadt gebaut wurden. Darin versuchte man Krankheiten wie die Lepra (Aussatz), die Blattern (Pocken) und auch die Pest (schwarzer Tod) zu bekämpfen. Hinzu kamen andere schwere Geisseln des Mittelalters: Typhus (Nervenfieber), Syphilis (Geschlechtskrankheit), Cholera (Gallenbrech-durchfall), Krätze (Scabies), Tuberkulose, verschiedene Durchfallserkrankungen und ernährungsbedingte Gesundheitsstörungen.

Eine solche berühmte Leprastation wurde auf Kreta errichtet. Die Leprastation **Spinalonga**. Allerdings kam diese erst viel später zum Einsatz: nämlich erstaunlicherweise erst ab 1900 – 1960. Lepra war nämlich bis in unsere Zeit hinein eine hochansteckende, gefährliche und noch damals unheilbare Krankheit, vor der man sich fürchtete. Wer einmal auf der Insel Spinalonga landete, blieb dort oft ein Leben lang. Die kleine Insel beherbergte bis zu 1000 Kranke. Erst ab 1953 kamen die ersten wirksamen Lepramedikamente zum Einsatz und ab 1960 wurde die Leprastation Spinalonga endgültig aufgelöst und die noch verbliebenen und geheilten ehemaligen Kranken konnten die Insel verlassen.

Die damals bestehenden religiösen Orden nahmen sich den Kranken, Armen und Bedürftigen unterschiedlich an. Aber alle waren an der Pflege und Versorgung irgendwie beteiligt, die Benediktiner, die Franziskaner, die Dominikaner. Besonders um das Wohl ihrer Mitmenschen in Sorge waren die sog. **Tertiarier**, dem dritten Orden des heiligen Franz von Assisi (Franziskaner) oder dem dritten Orden der Dominikaner. Meist waren es weltliche Mitglieder dieser ‚dritten Orden', die eine verminderte Anzahl von Gelübden abgelegt hatten und nicht nach den strengen Regeln des ihnen nahestehenden ersten Ordens lebten. Sie zogen nicht in die Mutterklöster ein, sondern lebten weiterhin in ihrer angestammten Umgebung. Eine berühmte Tertiarierin war **Elisabeth von Thüringen**.

1276 begann man mit dem Bau des Lübecker Heilig-Geist-Hospitals. Es war eine der ersten Sozialeinrichtungen. Man nahm damals alte und bedürftige Menschen auf, darunter sicher auch Psychischkranke.

Psychisch Kranke hatten im Mittelalter eine religiöse Sonderstellung. Ab ca. 1150 änderte die kirchliche Lehrmeinung dahin gehend, dass die psychisch Kranken vom Teufel besessen sein mussten. Satan zeigte sich in der realen Gestalt des Verrückten. Die psychische Krankheit geriet immer mehr unter das Mal (Stigma) der Teufelsbesessenheit. Das Stigma war geboren und stigmatisiert noch heute viele psychische Krankheitsbilder. Ein Werk der Religiösen.

Dieses Stigma zeigte Konsequenzen. So wurden immer mehr Psychischkranke ab dieser Zeit auf Scheiterhaufen verbrannt. Im Jahre 1484 erschien der berühmt-berüchtigte ,Hexenhammer', ein Leitfaden für die Hexenverfolgung. Die Inquisition erreichte ihren Höhepunkt. Zwischen dem 13. und 18. Jahrhundert wurden an die knapp 100'000 Menschen, Hexen, Frauen, Psychischkranke zuerst gefoltert und viele danach verbrannt.

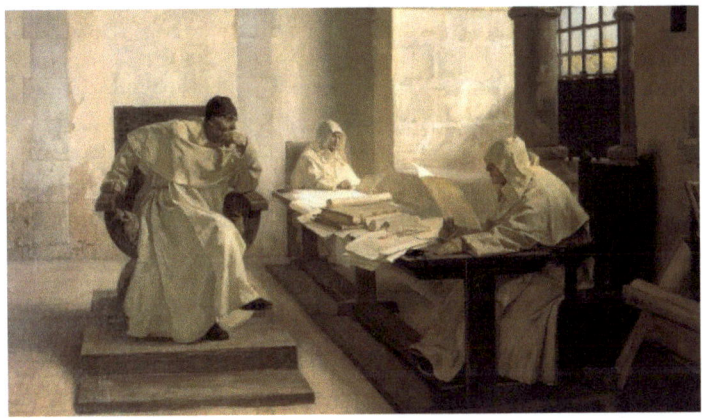

Ölgemälde von drei Inquisitoren bei der Beratung. Bildquelle akg-images/Jean-Paul Laurens

Für die psychisch Kranken, Verrückten und Wahnsinnigen war das Mittelalter keine angenehme Zeit. Weder im frühen noch im späten Mittelalter. Zwar errichtete man ab dem 12. Jahrhundert die ersten isolierten Anstalten, in denen auch Geisteskranke aufgenommen wurden. Aber diese Anstalten hatten eher die Funktion einer Verwahrung, als die einer Heilung. Aufgenommen wurden nur Verwirrte, die ruhige Zeitgenossen waren und deren Irrsinn in ruhigen Bahnen und Verhalten lief und kaum unruhige oder bösartige Wahnsinnige. Unruhige und aggressive Psychischkranke wurden daher abgelehnt, angekettet und in Käfige oder Holzkisten gesperrt. Beliebt war auch, sie öffentlich zur Schau zu stellen. Jene die noch arbeiten konnten, erhielten eine strenge Arbeit.

Somit wurde die Geisteskrankheit wieder als Werk des Teufels oder eines Dämons angesehen und hart bekämpft. Die Zeit der humanen Behandlungen, wie sie noch ein Hippokrates, ein Asklepios oder Galen empfahl, war endgültig vorbei. Ein

Teufel oder teuflischer Dämon musste wieder ausgetrieben werden aus dem vom Wahnsinn Besessenen, wie Jesus von Nazaret es ja auch getan hatte, als er die Dämonen in die Schweine fahren liess. So stand es auf jeden Fall in der Bibel und was da zu Text wurde, musste von den jeweils herrschenden Päpsten, Kardinälen und Bischöfen interpretiert und zeitgemäss umgesetzt werden. Innerhalb der Konzilien konnte man sich darüber auslassen und die Neuerungen dann in die gesamte Kirche hinaustragen. Jesus hatte es ihnen ja vorgetan und vorgelebt und in biblische Worte fliessen lassen.

Das Netz der Inquisition spannte sich somit auch über die Wahnsinnigen und Verrückten aus, nicht nur über die Hexen, Verdächtigen, Huren, Sonderlinge oder über die sonst wie in Ungnade Gefallenen. Sie alle blieben jetzt in den Maschen dieser Inquisitionsnetzwerken hängen, auch die Wahnsinnigen. Man folterte sie. Man stellte sie an den Pranger. Viele mussten ihre Leben lassen, wurden zu Tode gemartert oder auf dem Scheiterhaufen verbrannt.

Die Therapie für die Verrückten: Teufelsbeschwörung, Dämonenaustreibung, Folter, Anbetung von Reliquien oder/und Heiligen. Auch der Glaube an heilende Reliquien war im Mittelalter weit verbreitet. Solche Reliquien waren Überreste von Heiligen, Knochen von ihnen oder ein Nagel ihres Sarges, die sich über Jahrhunderte erhielten, wenn nicht über ein Jahrtausend. Zu diesen Orten, an denen solche Reliquien aufbewahrt wurden, reiste man, um sie – wenn möglich – zu berühren und um sich ihrer Heilwirkung möglichst lange und möglichst nahe hinzugeben.

Es wurden langwierige Pilgerreisen zu diesen Reliquien unternommen. Die Wahnsinnigen mussten natürlich begleitet werden, was nicht immer nur einfach war. An den Orten dieser als heilig geltenden Reliquien angekommen, suchte man möglichst in deren Nähe Gasthäuser oder auch Unterkünfte bei Bauern auf, um dort für einige Zeit wohnen und leben zu können.

Manche Bauern oder Gastgeber behielten dann diese Geisteskranken in ihren Höfen oder Häusern, gegen gutes Geld natürlich. Deshalb konnten es sich oft nur betuchte Leute leisten, ihre Geisteskranken dort für längere Zeit unterzubringen. Diese geistig kranken Menschen, besonders die, die nicht gefährlich waren und die niemanden bedrohten und die zu körperlicher Arbeit herangezogen werden konnten, wurden von den Bauern gerne auch zu Feldarbeiten herangezogen. Sie fanden in diesen Bauernfamilien dadurch Obhut sowie auch eine gewisse an die Familie gebundene Pflege.

Wer im Mittelalter an einer psychischen Erkrankung litt, der galt als Hexe oder als jemand, der vom Teufel oder von Dämonen besessen war. Die psychische Krankheit wurde also religiös begründet und als Strafe Gottes angesehen. Folter sowie

Exorzismus wurden so lange wie nötig durchgeführt, solange, bis die vermuteten Dämonen aus den Körper und dem Geist der erschöpften Wahnsinnigen vertrieben waren. Es galt nur seine Seele zu retten, nicht den Wahnsinnigen selbst.

Erbarmen brauchte es nicht, denn die Wahnsinnigen waren schliesslich an ihrem Seelenzustand selber schuld. Sie hatten ja ihre innewohnenden Dämonen höchstselbst zu sich eingeladen, in ihren Geist und in ihren Körper zu fahren. Von Gott erhielten sie zwar Erbarmen, aber nicht immer auch von Bischöfen, Kardinälen oder Päpsten. Sie wurden von diesen Würdenträgern der sündigen Gedanken und frevelhaften Taten überführt. Sie hatten schliesslich freiwillig Gott gelästert und die geistige Verwirrung und der sich manifestierende Wahnsinn war die Rache Gottes dafür. Viele Inquisitoren waren ebenfalls der überzeugten Ansicht, Geisteskranke seien nicht – quasi passiv – Opfer von Dämonen geworden, sondern willfährige Diener des Teufels. Besonders die Frauen wurden dieser Willfährigkeit, dieser Bereitwilligkeit mit dem Teufel in einen Bund zu treten, verdächtigt, gefoltert und auf dem Scheiterhaufen gesühnt!

Symptome der Epilepsie, auch Veits-Tanz genannt, waren damals ein hervorstechendes Zeichen einer solchen Besessenheit. Mit der Folter und den Teufelsaustreibungen dachte man, den Besessenen helfen zu wollen, damit sie den Teufel, den sie in sich quasi zu eigen hatten, ihn innewohnend besassen, wieder los würden.

Im normalen Volk herrschte tiefe Angst und starkes Misstrauen gegenüber diesen Irren, denn sie waren unberechenbar in ihren Handlungen und man fürchtete sich auch davor, dass ihre ‚Besessenheit‘, also ihr Verrücktsein auf die Gesunden übergreifen könnte. Wahnsinn als ansteckende Gefahr! Noch heute ängstigen sich Menschen, dass eine psychische Krankheit, sei es eine tiefe Depression oder eine bizarre Schizophrenie, auf eine andere Person, die in engem Kontakt zur erkrankten Person stünde, übergreifen könne.

Da schien das Wegsperren in Käfige oder Kisten genau die richtige Reaktion, um ein Übergreifen des Irrsinnes auf die Gesunden zu verhindern und um sie von der Gesellschaft fern zu halten. Manche Wahnsinnigen wurden, mangels Käfigen oder Kisten, in Scheunen oder Ställen oder Kellern an Pfähle angekettet und dort, wenn es hochkam, nur auf Stroh gesetzt, ohne jede Heizung im Winter und nur mit knappsten Nahrungsmitteln versorgt. In diesen Verliessen stank es fürchterlich, denn ihre Notdurft konnten diese Gepeinigten ja nicht in Toiletten oder Kübel entsorgen, sondern machten diese in den Stroh, auf dem sie lagen.

Manche schrien nach Leibeskräften, flehten um Gnade und um Wasser und Brot. Flehten um Kleidung und Wärme. Um ihr lautes Flehen nicht hören zu müssen, sonderte man sie ab. Manchmal aber unternahmen Bürger heimliche Ausflüge zu solchen ‚angepfählten' Irren um sie zu necken und sie belustigt zu beobachten. Manche dieser Wahnsinnigen wurden zu eigentlichen Showvorführungen aus ihren Verliessen geholt und den neugierigen Bürgern gezeigt. Die stinkenden und ungepflegten Wahnsinnigen, Frauen wie Männer, belustigten durch ihre Skurrilitäten und Absurditäten die angereisten Besucher, die für dieses Spektakel einen kleinen Obolus zu entrichten hatten.

Diesen Irrsinnigen und Verrückten, die ihre Gottesstrafe auszuhalten hatten, wurden keine menschlichen Gefühle zuerkannt. Schliesslich waren ja böse Dämonen oder der Teufel selbst in sie gefahren und mit diesen diabolischen Wesen in ihnen musste ja man nicht liebevoll und fürsorglich umgehen. Erbarmen mit diesen teuflischen Kreaturen zu haben war dem katholischen Gläubigen eh untersagt.

Man hielt sie daher in ihren Verliessen, Ställen und Keller wie die Viecher. Die Verliesse waren Dunkel, ohne jedes Sonnenlicht. Durch ein Loch in der Türe oder der Wand wurde ihnen die Nahrung zugeschoben. Wurden sie nicht privat in den Häusern oder Ställen von Verwandten gehalten, sondern in Häusern für solche Spinner, wurden kräftige Wärter eingestellt, meist ehemalige Söldner oder nicht zimperlich umgehende Häftlinge, die irgendeine Strafe abzusitzen hatten. Diese rohen Wärter hielten daher nicht vor brutalen Bestrafungen ab, weder vor Schlägen, noch vor Fusstritten oder Boxhieben, wenn die Irren nicht spurten, unruhig oder bösartig waren.

Psychisch kranke Frauen wurden auch in diesen Verliessen vergewaltigt und geschwängert. Die Frauen im Mittelalter hatte weniger Rechte als Männer.

Nach den Konzilien von Tours (1163) und dem römischen Lateral (1215) war den Klerikern die Ausübung der Chirurgie untersagt. Begründet wurde dieses Verbot damit, dass die Geistlichen keine sog. ‚Blutschuld' mehr auf sich laden durften. Diese Blutschuld übernahm ein Geistlicher dann, wenn ein Patient an den Folgen seiner operativen Tätigkeit starb. Denn dadurch hatte ein Mönchschirurg den Tod des Operierten verschuldet und nahm diese Schuld auf sich, was von nun an gemäss kirchlichem Recht nicht mehr toleriert wurde. Dies hatte auch medizinische Folgen, denn es entstand durch diese Konzilbeschlüsse eine Versorgungslücke innerhalb des Gesundheitswesens.

Hildegard von Bingen
Diese aussergewöhnliche Klosterfrau lebte und wirkte von 1098 – 1179 n. Chr. Obschon noch in der Klostermedizin begründet, fiel ihr Leben aber in die Übergangszeit, in der die monastische Medizin (5. – 12. Jh.) ihren Höhepunkt bereits überschritten hatte und jetzt von den weltlichen Medizinschulen (12. – 16. Jh.) abgelöst wurde. Hildegard von Bingen war eine noch stark in der (benediktinischen) und

monastischen Medizin verhaftete Universalgelehrte: Sie war Benediktinerin, Klostergründerin, Äbtissin, Naturheilkundlerin (Naturforscherin), Heilerin, Ärztin, Komponistin, Musikerin, Dichterin, Beraterin von Päpsten, Königen und Fürstenhäusern, Predigtreiserin, Politikerin, Theologin, Kosmologin und Heilige.

Von Papst Benedikt XVI (Joseph Aloisius Ratzinger) wurde sie am 7. Oktober 2012 in den Stand einer **Kirchenlehrerin mit Doktorwürde** erhoben (Doctor Ecclesiae universalis).

Leider wird diese aussergewöhnliche Erscheinung des Mittelalters heute vorwiegend durch die Esoterik instrumentalisiert, Bezug nehmend und etwas zu schwergewichtig fokussiert auf ihre ‚heil- und naturkundlichen‘ und weniger auf ihre ‚theologisch-visionären‘ Schriften. Aber Hildegard von Bingen war vor allem eine **Visionären** (Seherin), **Prophetin** (Prä- und Retrokognition) und **Mystikerin** (Erfahrung einer göttlichen und absoluten Wirklichkeit). Inwieweit sie wirklich natur- und heilkundliche Studien betrieb und die ihr zugewiesenen Werke verfasste, ist heute nicht eindeutig gesichert. Ihre beiden Hauptwerke ‚**Causae et Curae**‘ (Heilkunde) und ‚**Physica**‘ (Naturkunde) sind jedenfalls nicht im Original vorhanden, sondern stammen aus späteren Jahrhunderten (13. – 15. Jahrhundert).

Möglicherweise sind sie sogenannte Kompilationen, also Zusammenstellungen (Zusammentragungen) aus unterschiedlichen Werken (Quellen) und möglicherweise wurden ihnen dadurch fremde Werke von anderen Autoren beigefügt. Genau weiss man dies aber nicht, immerhin scheinen Hinweise aus der Wissenschaft diese Annahme zu favorisieren. Die Authentizität der Urheberschaft beider Bücher ist daher unsicher.

Als zehntes Kind wurde sie von ihren Eltern gleichsam als freiwillige Opfergabe gemäss dem ‚Zehnten‘ Gott übergeben resp. dargebracht. So bestimmten sie ihre Tochter Hildegard für ein Leben in religiöser Abgeschiedenheit, indem sie sie in eine Klause ‚einmauern‘ liessen, die einem Mönchskloster angegliedert war. Man kann auch von einer Oblation sprechen. (Oblation = Darbietung und Bestimmung für ein Klosterleben) Der sog. Zehnte war die wichtigste Abgabe der Laien an die Kirche und begründete sich im 3. Buch Mose 27:30 worin es heisst: *‚Ein **Zehntel** jeder Ernte an Getreide und Früchten ist als heilige Abgabe für mich, den HERRN, bestimmt‘.*

Hildegard von Bingen als Visionärin

Innerhalb der Klause entwickelte sich Hildegard von Bingen zuerst einmal zu einer Visionärin. Nach ihren eigenen Aussagen empfing sie Visionen von ihrer Kindheit an. Man könnte jetzt daraus den Schluss ziehen, dass sie bereits als Kind immer kränklich gewesen sein musste und sich aus dieser Krankheit und Schwächlichkeit

Fieberdelire ergaben. Delirien sind zwar noch heute eng verbunden mit Fieberzuständen, haben jedoch weit mehr Ursachen als bloss eine Erhöhung der Körpertemperatur. Aber ob Hildegard von Bingen bereits in ihrer Kindheit an fieber- oder toxisch bedingten Delirien litt, ist nicht gesichert. Ihre Visionen könnten auch andere Ursachen gehabt haben.

Ein Delir kann sich auch ergeben infolge von Flüssigkeits- und Sauerstoffmangel, aufgrund einer Blutarmut, wegen einer Leber- und Niereninsuffizienz, infolge von Entzündungen, sowie von Durchblutungsstörungen des Gehirns, bei der Demenz, bei Überdosierungen von Medikamenten, nach Operationen oder als Erscheinungen bei sonstigen körperlichen Ursachen.

Die Ursachen sind in der Regel jedoch körperliche Störungen begleitet von einem Verwirrtheitszustand sowie einer Bewusstseinsstörung, wobei die Umgebung oder bekannte Personen nicht richtig wahrgenommen werden. Immerhin darf man einen Verwirrtheitszustand bei Hildegard von Bingen diskutieren, aber es ist gewagt, ihn zu behaupten.

Möglicherweise jedoch begleiteten ihre Visionen mehrere Merkmale, die auch bei Delirien zu bemerken sind:

- Störungen des Denkens
- Störungen der Psychomotorik
- Störungen der Wahrnehmung
- Veränderung des Verhaltens
- Bewusstseinsstörungen
- Leichte Schläfrigkeit bis komatöse Zustände
- ev. auch überhöhte Wachsamkeit
- Verwirrtheit mit örtlicher und zeitlicher Desorientierung
- falsches Wahrnehmen der Umgebung
- Auftreten optischer Halluzinationen (Visionen)
- Angstzustände, Unruhe, Schlaflosigkeit
- Verworrenheit der Sprache, Themensalat

Obschon ihre Visionen, welchen Ursprung sie auch immer aufwiesen, Hildegard von Bingen sicherlich persönlich beschäftigten, schrieb sie diese erst in einem vorgerückten Alter auf, nämlich mit 43 Jahren. Dabei halfen ihr zwei Männer. Der eine war der Mönch Volmar, dem sie sich anvertraute und der ihr den Rat gab, diese Visionen aufzuschreiben. Der andere Mann hiess Richardis. Man hielt ihre Schau (Vision) zuerst auf Wachstafeln fest, dann folge eine Abschrift auf Pergament. Volmar verbesserte sie grammatikalisch von Fehlern, da er das Latein recht gut beherrschte. Die Reinschrift zuletzt wurde im Scriptorium auf dem Kloster Rupertsberg vorgenommen.

Ihre Visionen musste Hildegard von Bingen als göttliche Aufträge empfangen haben, denn – im Gegensatz zur Vermutung, dass ihre Visionen auf Grund von einer körperlichen Erkrankung erfolgten – wurde sie jetzt krank, weil sie sich anfänglich geweigert haben soll, ihre Visionen niederzuschreiben. Die Weigerung, den göttlichen Auftrag aufzuschreiben sowie die Weigerung ihre Visionen überhaupt offen zu legen, fesselten sie jeweils ans Krankenlager. Sie erkrankte also erst nach empfangener Vision aufgrund ihrer Weigerung, diese zu verkünden und zu befolgen.

Ihre anfängliche Weigerung begründete sie mit ihrer vermeintlichen Unfähigkeit, dies überhaupt imstande zu sein, aber auch, weil sie sich fürchtete vor den geäusserten Zweifeln ihrer Mitmenschen und wegen dem Gerede, welches daraus entstehen könnte. Ihre befürchteten spöttischen Reaktionen seitens ihrer Mitmenschen jedenfalls blieben denn auch nicht aus, sondern bewahrheiteten sich. Schnell kam die Vermutung auf, dass nicht Gott in ihr oder durch sie sprach, sondern ein Dämon.

Hier zeichnet sich die Meinung ab, dass in Geisteskranken bösartige Dämonen innewohnten, die es auszutreiben, resp. inquisitorisch zu bestrafen galt.

Jedenfalls unterschied man echte Visionen, die von Gott stammen mussten von falschen Visionen, die vom Teufel stammten. Hildegard von Bingen musste sich genau vor diesem Prozess gefürchtet haben, der damit ins Rollen kam. Zudem waren ihre Befürchtungen als Frau berechtigt, denn man nahm in ihrer Zeit an, dass das weibliche Geschlecht anfälliger als das männliche sei für teuflische Einflüsse.

Wirklich unterrichtete der Mönch Volmar den Abt Kuno, der sogleich die höhere Instanz davon in Kenntnis setzte. Dies hatte zur Folge, dass an der Trierer Synode (1147/48) ein Erzbischof den Papst über das visionäre Vermögen Hildegards informierte, der diese Visionen von einer extra eingesetzten Kommission begutachten liess. Überraschenderweise wurde ihre Sehergabe (Visionsgabe) sowohl von der Kommission wie auch vom Papst bestätigt. Durch die Anerkennung ihrer Sehergabe durch die allerhöchste Instanz erhielt Hildegard von Bingen ein hohes Ansehen. Dadurch wurden ihre visionären göttlichen Eingebungen bestätigt. Niemand durfte ihre Visionen nunmehr teuflischen Einflüsterungen zuteilen.

Ihr Einfluss und ihre Macht wuchsen. Sie vermochte sich als Äbtissin durchsetzen und erntete Anerkennung, Ruhm und Ehre. Für eine Frau bedeutete diese päpstliche Anerkennung besonders viel. Man anerkannte sie bereits damals als visionäre Theologin, wie auch als prophetische Lehrerin und das erklärt auch die Erhebung der Hildegard von Bingen zur Kirchenlehrerin mit Doktorwürde, die Papst Benedikt XVI erhob.

Hildegard von Bingen gründete ihr erstes Kloster und stand ihm als Äbtissin vor. Es gedieh äusserst gut, was man auch an der grossen Anzahl der darin lebenden und arbeitenden Nonnen erkennen konnte. Bald rief sie daher ein zweites Kloster ins Leben, dem sie wiederum als Äbtissin vorstand.

Als vom Papst anerkannte Schauerin, wuchs ihr Einfluss in der Öffentlichkeit sowie auch innerhalb der Kirche. Sie trat bald machtvoll auf, ihre teils harschen Worte waren von schneidender Schärfe. Sie getraute sich sowohl weltliche wie geistliche Würdenträger zu tadeln.

Während ihrer Lebenszeit jedoch hatte Hildegard von Bingen auch gewichtige Kritiker. Ihre Gegner, die sie gewiss zeitlebens mehrere hatte, kritisierten ihren stark zunehmenden Reichtum und Grundbesitz. So erhielt sie Schenkungen und Besitzübertragungen durch den Pfalzgrafen bei Rhein, Hermann von Stahleck, um ein eigenes Kloster gründen zu können. Diese Schenkungen missfielen dem Mainzer Erzbischof Arnold, was zu einem Lokalkrieg führte. In diese regionalen Streitereien um Macht und Einfluss wurde Hildegard von Bingen hineingezogen, manchmal gegen ihren eigenen Willen. Es war für sie aber schwer, sich aus diesen damals üblichen Ränkespielen zwischen dem Adel und dem Klerus heraus-zuhalten.

Aber zur damaligen Zeit war es üblich, den in eine Klause oder in ein Kloster über-gebenen Töchtern und Söhnen (Oblaten), deren Mitgift auf die Klöster zu über-tragen, genauso wie deren Erbansprüche, die diese ‚Dargebrachten' mit sich brachten. Viele dieser Töchter und Söhne entstammten Adelsfamilien und die meisten von ihnen waren daher reich. So erhielten diese Klöster und Klausen mitunter auch grosse Ländereien oder sonstige Reichtümer wie Schenkungen, Übertragungen und Mitgift aus Erbansprüchen.

Am Ende ihres Lebens belegte man ihr Kloster mit einem Interdikt (Untersagung), einem Verbot von gottesdienstlichen Handlungen wegen eines Edelmannes, der auf dem Klosterfriedhof beerdigt worden war und der jetzt hätte exkommuniziert werden sollen. Hildegard von Bingen weigerte sich dies zu tun und geriet dadurch in einen Konflikt mit ihrer vorgesetzten Kirchenbehörde. Da sie in einer Vision von der Rechtmässigkeit der Beerdigung dieses Mannes überzeugt worden war, nahm sie dieses zuerst angedrohte und dann vollzogene Interdikt in Kauf und liess die Leiche des Mannes nicht vom Friedhof entfernen.

Das Interdikt hatte zur Folge, dass alle öffentlichen Gottesdienste in ihrem Kloster untersagt wurden wie auch der Gesang des Gotteslobes. Auch der Empfang der Kommunion war verboten. Die Psalmen und Lesungen hatte mit leiser Stimme zu erfolgen und dies erst noch hinter verschlossenen Türen. Dies traf Hildegard von Bingen in ihrem letzten Lebensjahr besonders hart, wie auch die im Kloster lebenden Nonnen.

Am Ende blieb sie jedoch ihren Visionen treu und begab sich somit in die Hände der Menschen, resp. des Klerus. Es drohten ihr ernsthafte Konsequenzen, allein sie rückte nicht von ihren Visionen ab. Schlussendlich wurde dann aber die Exkommunion des Edelmannes doch aufgehoben und damit auch das auferlegte Interdikt. Hildegard von Bingen starb am 17 . September 1179 n. Chr.

Bezug nehmend auf ihre theologischen und visionären Schriften seien hier einige Anmerkungen aufgeführt, die auf ihr Buch der Lebensverdienste (Liber Vitae Meritorum) zugreifen. **Hildegard von Bingen – Der Mensch in der Verantwortung**.

Die wenigen Anmerkungen nehmen seinerseits Bezug auf das Thema dieses Buches, also auf Äusserungen Hildegards von Bingen zu Erkrankungen und Reaktionen der Seele resp. des Geistes: die Schwermut sowie der Selbstmord.

Zur Schwermut
Hildegard von Bingen beschreibt zum Thema Schwermut in einer Vision, in der sie insgesamt 8 Gestalten sieht, innerhalb der sechsten Gestalt eine Erscheinung, die einem Aussätzigen gleicht. (Der Aussätzige als Symbol des Psychischkranken, des von der Gesellschaft Ausgegrenzten?)

‚Sie trug schwarzes Haar, hatte aber sonst keinerlei Kleider an. Dafür bedeckte sie sich mit breiten Blättern verschiedener Pflanzen. Mit ihren Händen aber zerfleischte sie sich ihre Brust und sprach:

Die Schwermut spricht
Was ist noch mein Heil, wenn nicht Tränen? Was für ein Leben habe ich, wenn nicht Schmerz? Und was wird meine Hilfe sein, wenn nicht der Tod? Welche Antwort wird mir werden, wenn nicht das Verderben? Etwas Besseres gibt's nicht für mich'.

Aus der erwähnten stürmischen Wolke hörte ich eine Stimme dieser Gestalt antworten: Du bist geradezu süchtig auf Peinigung und willst wohl nichts anderes mehr. Gott will angerufen sein, und Seine Güte sollte man aufsuchen. Du missgönnst dir dich selbst, da du nicht auf Gott vertraust. Von Gott forderst du nichts, weshalb du auch nichts findest.

Ich aber rufe laut zu Gott und bekomme Antwort von Ihm. Ich erbitte mir etwas von ihm, und in Seiner Huld schenkt Er mir, was ich will. Ich suche bei Ihm, und so finde ich es auch. Denn ich bin in allen Ehren die Wonne selber. Die Zither schlage ich vor Gott, da ich mein ganzes Handeln auf Ihn richte. Und so sitze ich in meiner vertrauensvollen Hoffnung, die ich auf Ihn hege, auf Seinem Schoss. Du aber hast kein Vertrauen zu Gott, du ersehnst nicht Seine Huld. Daher passiert dir auch immer nur das Schlimmste!'

Die Beschreibung des an Schwermut psychisch Erkrankten passt. Es ist eine schwarze (ungewaschene, schmutzige) Gestalt ohne Kleider und nur mit Lumpen resp. Blättern bedeckt. Genau so kann man sich einen Verrückten im Mittelalter vorstellen. Der Schwermütige zerfleischt sich die Brust mit den eigenen Händen. Er ist süchtig auf Peinigung. Es ist die Beschreibung einer Selbstverstümmelung, wie sie noch heute vorkommen kann. Die Schuld an der Schwermut liegt im Abfall von Gott, im fehlenden Vertrauen auf Gott und in der Hoffnungslosigkeit resp. im Fehlen von Hoffnung.

Es werden Tränen beschrieben, Schmerzen und eine Todessehnsucht wie auch ein Verderben.

Im zweiten und letzten visionären Beispiel geht es um den Selbstmord. Ihre Vision beschreibt sie in der Strafe für Selbstmörder:

,Die Seelen jener aber, die sich selbst den Tod gegeben hatten, wie auch ihre Strafart, bekam ich nicht zu sehen. Ich wusste lediglich, dass sie sich im Abgrund der Hölle befanden. Weil sie sich nämlich selbst den Tod gaben, steht ihnen die Strafe für einen Freibeuter zu. Und weil sie keine Reue über eine solche Tat mehr zeigen konnten, wurden sie in die Höllengruft versenkt. Dies sah und erkannte ich durch den lebendigen Geist'.

Hildegard von Bingen und die Esoterik
Es liegt nicht an, Hildegard von Bingen zu diffamieren oder ihr Wirken in der Welt- und Kirchengeschichte zu schmälern. Sie hat ihren festen Platz darin und wird ihn weiterhin behalten. Aber wenn sie selber wüsste, wie sie heute milliardenschwer esoterisch und im Grunde genommen auch unchristlich missbraucht wird, würde sie sich in ihrem Grabe umdrehen.

Immerhin hatte sie sich aber zu ihren Lebenszeiten selbst mit der Energie von Heilsteinen beschäftigt, mit Kräuterkunde, mit Quacksalben, mit der Ursache und Behandlungen von Krankheiten etc., was sie, resp. ihr Wirken für Esoteriker heute so ergiebig macht. Als **Universalgelehrte** wird sie heute auch universal durch die Esoterik zitiert und für die verschiedensten Zwecke missbraucht und begründet. Ihre wirklichen Leistungen werden dadurch jedoch eindeutig verwässert und diffamiert, ihr Ansehen also durch die mammongeschwängerte Esoterikindustrie herabgesetzt und verschmutzt.

Wenn Hildegard von Bingen heute leben würde, könnte sie – dem Modetrend gemäss - mit ihrem naturheilkundlichen Wissen viel Geld generieren, denn sie hätte eine Millionengefolgschaft. Das liebe Geld scheffeln nun andere anstelle von ihr. Da kann man im Internet Hunderte von Bingen-Kursen besuchen, die gut für alle möglichen und unmöglichen Lebenslagen und Lebenssituationen sind, in Dutzenden von Bingen-Bodyshops einkaufen, Bingen Knie- und Gelenksalben erstehen, magische Dinkelcremesuppen mit Allroundwirkung zu sich nehmen, Edelstein-Amulette zu überteuerten Preisen kaufen, die vor allem und jedem Unbill schützen sollen, Elixiere für Alles und das Letzte erstehen. Die Liste der Elixiere, die angeblich Hildegard von Bingen in ihrem Werk empfahl, ist erstaunlich. (Elixier = Heil-, Wunder und Zaubertrank)

Die Hersteller solcher Elixiere fühlen sich selbstverständlich der heiligen Hildegard von Bingen besonders verpflichtet und nahestehend und vermarkten ihre Produkte daher eng assoziiert mit ihrem Namen. Sie behaupten, ihre Lehren und Originalrezepturen in ihrer ursprünglichen Form zu bewahren, selbstverständlich mit der vollen Absicht, alles möglichst gewinnbringend zu vermarkten. Mit Hildegardprodukten lässt sich viel Geld generieren.

Man kann Hildegards Naturstudien keinen Vorwurf machen, die sie Ende des 12. Jahrhundert in bester Absicht und bestem Gewissen für die Nachwelt aufgezeichnet hatte oder aufzeichnen liess. Sie war ein Kind ihrer Zeit. Und auch prinzipiell ist es sicherlich sinnvoll, Medikamente für den Menschen und auch für Tiere aus natürlichen Stoffen herzustellen. In der Medizin wird dies ja auch längst erfolgreich getan. Die Kräutermedizin wird in Zukunft auch weiterhin den Erfolg einiger Pharmafirmen absichern und den Menschen mit ihren verschiedensten Krankheitsbildern hilfreich sein. Niemand kann die Kräutermedizin als solche pauschal ablehnen. Sie wird in Zukunft sicherlich immer wichtig bleiben und deren Patronin wird weiterhin Hildegard von Bingen sein. Forschungen über die Ursächlichkeit ihrer Wirkungen sind aber bitter nötig.

Aber auch Hildegard von Bingen entwickelte zu ihrer Zeit Rezepturen, von denen man heute ins Staunen kommen kann. Es vermisch sich auch bei ihr Glaube und Aberglaube. Dies machte den Zaubertrank aus! In ihren Schriften kann man ihre These nachlesen, dass warmes Roggenbrot mit in die Rinde geritzten Kreuzen im Falle eines gegnerischen Zauberangriffes hilfreich sei. Offenbar hatte man tiefe Angst vor Verzauberungen durch fremde Mächte und Zauberer.

In ihrem vierten Buch des Werkes ‚Physica' schreibt sie ‚Von den Steinen': ‚Gott hat in die Edelsteine wunderbare Kräfte gelegt (…) All diese Kräfte finden ihre Existenz im Wissen Gottes (..) und stehen dem Menschen in seiner leiblichen wie geistigen Lebensnotwendigkeit bei. (…) Jeder Stein hat Feuer und Feuchtigkeit in sich (…) Sie dienen dem Menschen als Segen und Heilmittel (…) Daher werden die Edelsteine vom Teufel gemieden und es erschaudert ihn bei Tag und bei Nacht'.

Im gleichen vierten Buch des Werkes Physica ‚de lapidibus' steht auch, dass gegen Dummheit doch ein Kraut gewachsen ist. Darin heisst es nämlich: ‚Aber auch wer dumm ist, so dass ihm jedes höhere Wissen abgeht, und trotzdem klug sein möchte, es aber nicht kann und dabei nicht Bosheit im Auge hat, noch auf sie aus ist, der lecke mit seiner Zunge in nüchternem Zustand häufig an dem Saphir, weil die Wärme und die Kraft dieses Steines zusammen mir der warmen Feuchte des Speichels die schädlichen Säfte, die den Verstand des Menschen stark beeinträchtigen, vertreiben, und so wird der Mensch zu gutem Verstand kommen.'

Über die Wirkung des Saphir-Steines meint sie:

‚*Sapphirus.*
Der Saphir entsteht um die Mittagszeit, wenn die Sonne die grösste Hitze verbreitet, ihre Strahlen durchdringen dann die Luft mit solchem Feuer, dass der Glanz nicht voll in die Erscheinung tritt. Er ist ein Sinnbild der Weisheit in glänzender Fülle. **Wer** *eine Haut (Star) auf dem Auge hat, soll den Saphir in der Hand oder am Feuer erwärmen und drei Tage morgens und nachts dann mit dem angefeuchteten Steine den (Star) bestreichen. Bei geröteten Augen soll man den Saphir nüchtern in den Mund nehmen und dann mit dem Speichel die Augen bestreichen.*

Gichtbrüchige sollen ihn zur Heilung ebenfalls in dem Munde tragen.
Wer dumm ist und gerne Klugheit und Wissenschaft sich aneignen möchte zum recht-schaffenen Gebrauche, der berühre morgens nüchtern erst die Zunge mit dem Saphir, ebenso wer zum Zorne neigt und diesen gerne dämpfen möchte. Wenn einer vom Teufel besessen ist, so lege Jemand den Saphir auf die Erde, nähe diesen dann in ein Säcklein und hänge es dem Kranken um den Hals mit **den Worten**:

«*o tu, turpissime spiritus, ab hoc homine festinanter recede, sicut in primo casu gloria splendoris tui a te citissime cecidit.* »

Wenn eine Frau wider ihren Willen von der Liebe eines Mannes belästigt wird, wobei der Teufel seine Hand im Spiele hat, so giesse sie oder jemand anders dreimal Wein über den Saphir und spreche dabei:

Ego vinum hoc in ardentibus viribus super te fundo, sicut Deus splendorem tuum, prae varicante angelo, abstraxit, ut ita amorem libidinis ardentis viri hujus de me abstrahas.

Den Wein soll der Mann mit oder ohne sein Wissen trinken.'
(aus Hildegard von Bingen, Physica, Buch: de lapidibus)

Hildegard von Bingen verknüpft alchimistische Rituale und Magie bei der Anwendung der Mineralien. Sie meint, dass ein **Achatstein** Diebe vertreibe, allerdings müsse vorher der Stein vor dem Zubettgehen in Kreuzform durch das Haus getragen werden. Und vom Topas ist sie überzeugt, dass er Fieber vertreibe. Es sei einfach: Man müsse mit dem **Topas** drei kleine Gruben in ein weiches Brot graben, in die man dann reinen Wein giessen solle. Dann betrachte man sein Gesicht in dem Wein(spiegel) und spreche laut: ,*Ich sehe mich an wie in dem Spiegel (...), auf dass Gott dieses Fieber von mir vertreibe'*.

Hildegard von Bingen gilt heute als Urmutter der europäischen Alternativmedizin. Ihre Rezepte und Erläuterungen sind frei und können zur Vermarktung ebenso frei rezeptiert und begründet werden. Und doch entbehren gewisse Rezepte heutiger Hildegard-Firmen jeder Sachlichkeit, zum Beispiel, wenn Wolfsmilch gemischt wird oder wenn giftige Maiglöckchen in den Einsatz gelangen, denn beide Substanzen sind der Gesundheit mitunter abträglich, wenn nicht gefährlich.

Auch das blosse Auflegen von Pflanzen oder Edelsteinen auf Kranke zur Heilung ist bedenklich. So war Hildegard von Bingen der Ansicht, dass gewisse Pflanzen vom Teufel beeinflusst und gegen Liebeszauber helfen würden. Der Einsatz von pflanzlicher Hildegard-Medizin sowie die Heilbehandlung mit Edelsteinen ist fragwürdig und wird von Fachleuten nicht empfohlen (Stiftung Warentest: Handbuch ,Die andere Medizin'.)

Sie schreibt sie in (Physica, Liber subtilitatem diversarum naturarum creaturarum, Liber Septimus [Buch 7], 1: DE ELEPHANTE [3]): '*Sed et qui in pulmone dolet, ita quod dumphet et hustet, idem os ad solem calefaciat, et pulverem de eo schabe et in vinum ponat, et in patella coquat, et deinde per pannum colet, et sic pulverem istum adjiciat, et vinum illud saepe bibat, et curabitur. Cor autem elephantis et jecor et pulmo et caetera quae in eo sunt, ad medicamenta non valent.'* (Text nach PL 197,1313)

In deutscher Übersetzung:

,Wer in der Lunge Schmerzen hat, so dass er schwer atmend ist und hustet, der wärme diesen Knochen [der an der Stirn des Elefanten ist – **os quod in fronte elephantis est***] an der Sonne, und er schabe ein Pulver davon und schütte es in Wein, und er koche es in einer Schüssel, dann siebe er es durch ein Tuch und füge diese Pulver bei, und er trinke jenen Wein oft, so wird er geheilt werden. Aber das Herz und die Leber und die Lunge und das übrige, das in ihm [dem Elefanten, A.d. A.] ist, taugt nicht zu Heilmitteln.'

*In Anhang zu (3) heisst es: ,De est hic aliquid quod ex editione supplemus: Homo autem cujus cerebrum in frigidatum et evacuatum est, **os quod in fronte elephantis est** velut pileum incavatum paret, et ad solem calefaciat, et melius habebit.'

In ihrem Buch ,Physica' ging sie auf den Aberglauben ein und meinte, dass der Farn so grosse Kraft in sich habe, dass ihn auch der Teufel fliehe. Und dort, wo der Farn gut gedeihe, da übe der Teufel seine höllischen Künste nur selten aus. Und das Haus, wo der Farn aufbewahrt werde, sei vor Blitzschlag sicher. Sie empfahl Farn ins Bett der Wöchnerin und auch in die Wiege des Neugeborenen zu legen, damit beide von den Ränken und Böswilligkeiten des Teufels verschont würden.

Sie beschrieb die Wirkung von Heilsteinen. Der Glaube an diese Heilsteine aktiviere die Selbstheilungskräfte der Menschen, meinte sie. In ihrem Wirken kommt sie heute leider der Esoterik etwas zu nah, denn auch sie propagiert immer wieder dieses Auslösen von Selbstheilungskräften. Es gilt heute jedoch, etwaige Selbstblockaden im Inneren zu lösen oder aufzugeben, ansonsten die Heilsteine nicht wirken könnten.

Es wäre geschichtlich interessant zu wissen, welche persönlichen Beziehungen sie zu den Geisteskranken pflegte, wie sie die Irren und Verrückten allgemein vor dem Klerus, den politischen Eliten und dem gemeinen Volk gegenüber vertrat und wie sie für deren Belange kämpfte. Immerhin geht ihr Werk ,Causae et curae' auf die Entstehung und Behandlung von verschiedenen Krankheiten ein und in ihrem Buch ,Physica' entwickelt sie eine eigentliche Heilkunde. Auf die speziellen Belange von Psychischkranken ging sie jedoch nicht näher ein.

Zwar ging sie in diesen genannten Werken nahe auf den Begriff der Seele ein, auf die Seele und den Geist, plädierte für eine Medizin, die das Ganze, die Gesamtheit im Fokus hatte und nicht nur die einzelnen Symptome. Sie vereinte, ihrer Zeit gemäss, theologische Ansichten mit naturwissenschaftlichen Betrachtungen.

Allgemein aber bezog auch sie sich auf die damals uralte Humoralpathologie, also auf die Säfte- und Temperamentlehre, regte zu einem gesünderen und massvolleren Leben an, propagierte deshalb die diätetische Lebensweise wie auch den

Aderlass und das Schröpfen, entwickelte die Kräuterlehre weiter und war somit eng verhaftet in der mittelalterlichen Heilslehre der Medizinschule von Salerno. Etwas Neues kam nicht hinzu.

Aber was sagt dies über ihren Zugang zu den Armen und Bedürftigen, zu den Irren und Leprösen aus? Immerhin ist festzuhalten, dass sowohl im Buch (Causae et curae' wie auch in ,Physica' sich keine speziellen Kapitel oder Abschnitte auf die Geisteskranken, Verrückten und Irren ausmachen lassen.

In ihrem Buch ,**Causae et Curae**', übersetzt ,Ursprung und Behandlung der Krankheiten', welches in 6 Bände aufgeteilt ist, behandelte sie ebenfalls keine psychischen Krankheiten im engeren Sinne, abgesehen von der Epilepsie. Der **erste Band (Buch)** befasste sich mit der Ordnung der Welt und beschrieb die Schöpfung an sich, sowie den Aufbau und die Entstehung des Firmaments, der Himmelserscheinungen, die Mond- und Sonnenzyklen, die Planeten, die Elemente, die unterschiedlichen Wasserarten und die Regionen der Erde. Speziell erwähnte sie noch den Höllensturz des Erzengels Luzifer.

Im **zweiten Buch** dann ging sie näher auf den Ursprung und die Behandlung der Krankheiten ein. Der Anfang machte ein Verweis auf den Sündenfall und dessen Folgen (Adam und Eva). Wie nicht anders zu erwarten, war auch Hildegard von Bingen tief in der christlichen Tradition der damaligen Zeit verhaftet. So war sie der Meinung, dass der Mensch dann krank werde, wenn er aus der ursprünglich harmonischen Beziehung zu Gott und zu seiner Umwelt herausfalle. Der Narr, Verrückte und psychisch Erkrankte, so die damalige Meinung, habe sich von Gott abgewandt und den Teufel in sich hinein gelassen, was er zu büssen habe. Deshalb sei sein Geist verwirrt, seine Seele krank und verloren. Die ursprünglich harmonische Beziehung zu Gott sei unterbrochen und die Therapie daraus war dementsprechend klar.

In demselben, zweiten Buch geht Hildegard von Bingen aber auch ein auf die Unterschiede zwischen Mann und Frau. Dann kommt sie auf die Unterschiede der menschlichen Typen zu sprechen, geht also näher ein auf die Temperamentlehre. Sie geht ein auf die menschliche Seele und auf den menschlichen Leib. Ebenso beschreibt sie dann die Säftelehre, von der aus sie dann auf die einzelnen Krankheiten und deren Behandlungsmethoden eingeht.

Ihr immenses Wissen als Nonne war erstaunlich, begann sie darin doch mit der Embryologie und der Geburt und ging dann auf die Entwicklung des Kindes ein. Sie beschrieb ausführlich Frauenleiden, beispielsweise die Monatsblutung von der sie wusste, dass diese durch den Mond beeinflusst wurde. Sie beschrieb den menschlichen Körper systematisch, beginnend beim Kopf, beschrieb die Augenleiden, die Verdauung, das Urogenitalsystem, behandelte aber auch Krankheiten wie Gicht oder Symptome wie Fieber in diesem Band.

Zu jeder Krankheit beschrieb sie entsprechende Therapiemassnahmen. Darin kamen alte Bekannte vor: Aderlass zu vorgegebenen Zeiten, gesunde Diätetik, Schröpfen und Kauterisation. Aussergewöhnlich für diesen zweiten Band war ihr Eingehen auf die Physiologie der Lust beim Menschen und auf die Emotionen. Diesen zweiten Band schloss sie mit dem Thema der Parasiten ab. Im Mittelalter waren recht viele Menschen von Parasiten befallen.

Zur Lust schrieb sie für ihre Zeit Aussergewöhnliches. Sie befasste sich auf dem Höhepunkt der christlichen Triebfeindlichkeit, eher unüblich, mit der weiblichen Lust. So notierte sie, dass Mädchen ab dem zwölften Lebensjahr bei schlüpfrigen Fantasien den ‚Schaum der Wollust‘ auswerfen würden und dass die weibliche Sexualität erst ungefähr ab dem 70. Lebensjahr wieder abnehmen würde.

Im **dritten Buch** beschäftigte sie sich mit verschiedenen Rezepten. Sie beschrieb Rezepte für Kopfkrankheiten, die jedoch nicht auf Geisteskrankheiten abzielten, sondern zum Beispiel auf die Behandlung der Migräne oder des Kopfschmerzes. Sie verursachte diese durch den Schleim. Die verschiedensten Krankheiten fanden Rezepte: Augenleiden, Zähne, Nieren, Blase, das Verdauungssystem und schliesslich auch Rezepte für den männlichen wie auch weiblichen Geschlechtsapparat. Auch Rezepte über die Gicht, über Wunden und Geschwüre sind zu finden.

Hildegard von Bingen war der Ansicht, dass Gemütskrankheiten, die sie sicherlich als solche kannte, Folgen von Traurigkeit und von Zorn seien. Das Herz, die Leber und die Galle ziehen sich zusammen. Um das Herz erhebe sich eine Art von Nebel, wobei dieser das Herz mit Dunkelheit umhülle, was den Menschen traurig mache.

Nach der Traurigkeit erhebe sich der Zorn, worauf dann Ärger, Frust, Sorge, Kummer, Angst und Stress das Herz belaste, wie auch die Leber und die Gefässe. Die Galle, so Hildegard von Bingen, laufe über und vergifte durch Schwarzgalle auch das Blut. In der Folge würde der Mensch dann krank. Man kann dies interpretieren als psychosomatische Krankheitsvorstellung.

Zur Bekämpfung der Melancholie empfahl sie die Neutralisierung der Schwarzgalle durch eine Kur mit gelöschtem Wein. Man koche ein Glas Wein auf bis es

Blasen bilde in der Pfanne, lösche dann das Aufgekochte mit einem Likörglas kalten Wassers. Der Wein solle dann schluckweise getrunken werden. Dieses Rezept empfahl sie jeweils, wenn der Betreffende traurig sei oder vom Zorn gereizt werde. Dann solle er sogleich über dem Feuer einen Wein heiss machen, ihn mit kaltem Wasser mischen und trinken. Das beseitige den Melancholiestoff.

Ein Glas Wein ist sicherlich auch heute nicht unbedingt schlecht und wenn der gute Tropfen noch etwas mit Wasser verdünnt wird, kann das sicherlich nicht nur Schaden anrichten und muss nicht zwingend zum Alkoholismus führen.

Heutige Verehrer der Medizin von Hildegard von Bingen empfehlen in ihrer Rezeptur jedoch bei schwerer Melancholie je nach Bedarf mehrmals täglich ein Likörglas voll mit Aronstabwein. Von Aufkochen und Verdünnung ist da nicht die Rede.
Heutige Medizinalpräparate berufen sich auf Hildegard von Bingens Rezepturen und empfehlen Fenchel-Balsamtee: *‚Wenn bei einem Menschen durch zu viele und zerstreute Gedanken Verstand und Sinnesempfindungen ausgehöhlt werden, soll er diesen Tee fleissig trinken. Einen Esslöffel in 2 Liter Wasser 3 Minuten lang köcheln lassen, abseihen und lauwarm bis kühl tagsüber mehrere Wochen lang als Hauptgetränkt trinken‘.* Es hilft gemäss Beilagezettel bei Neurosen, Paranoia, Psychosen, Panikattacken, Hirnleiden, Schizophrenie, Verfolgungswahn, Nervenschwäche, veget. Dystonie, Starrsinnigkeit, Zwangsphobien, Neurasthenie und Agoraphobie.

Im **vierten Buch** beschrieb sie weitere Rezepte zur Behandlung von Vergiftungen, Krämpfen, Gelbsucht, Wassersucht, Aussatz und Parasiten und speziell fügte sie auch Rezepte gegen die Epilepsie an. Der Schluss dieses Bandes beschreibt auch noch Rezepte zur Behandlung von kranken Tieren.

Im **fünften und vorletzten Band** werden von Hildegard von Bingen verschiedene Prognosen besprochen: Augen, Gesichtsfarbe, Stimme, Bewusstsein, Puls, Harn, Stuhlgang werden dazu herangezogen.

Das **sechste Buch** (Causae et Curae) beschäftigte sich mit dem Einfluss des Mondes auf den menschlichen Organismus. Darin beschrieb sie den Einfluss des Erdtrabanten auf den menschlichen Charakter und die menschliche Konstitution bezogen auf den jeweiligen Tag der Empfängnis.

Auch auf sie hatte die Medizinschule von Salerno nachweisbar einen starken Einfluss, genauso wie die Viersäfte-Lehre eines Galen. Speziell den Verrückten und Narren nahm sich Hildegard von Bingen jedoch nicht an. Es ist kein Buch von ihr bekannt, welches sich speziell mit Geisteskranken beschäftigte. Zu ihrer Lebenszeit gab es auch noch keine eigentlichen Irrenhäuser. Bürgerliche Spitäler wurden erst ab dem 12. Jahrhundert gebaut. Sicherlich wird sie sich jedoch für psychisch Kranke in ihrer Barmherzigkeit wohlwollend eingesetzt haben. Immerhin ist bekannt, dass Klöster sich immer wieder einmal den Verrückten annahmen und sie in ihren Mauern durch Nonnen und Geistliche pflegten und für längere Zeit auch beherbergten. Ob Hildegard von Bingen Verrückte in ihr eigenes Kloster aufnahm, ist aber nicht bekannt, man darf es annehmen.

Der nachfolgende Text ist der Diplomarbeit von Almut-Theresia Stoiber, Universität Wien, zum Erwerb des akademischen Grades Magistra der Philosophie, Seite 58, entnommen. Titel: ‚Die Hl. Hildegard von Bingen und ihr medizinisches Werk **„Causae et Curae"**- eine Analyse ausgewählter Krankheitsbilder und deren vorgeschlagener Behandlungsmethoden:

‚Hildegards naturheilkundliche Schriften geben den Forschern nach wie vor Rätsel auf, denn es existieren keinerlei Schriften ihrer Naturheilkunde, die zu ihren Lebzeiten verfasst wurden, weshalb immer wieder die Frage aufkam, ob diese überhaupt Hildegard von Bingen zuzurechnen seien.

Die ältesten gefundenen Überlieferungen gehen auf das 13. Jahrhundert zurück, wurden wahrscheinlich aber von den Autoren editiert oder gekürzt und umgearbeitet, entsprechen also keineswegs mehr den Originaltexten.

Allgemein wird jedoch angenommen, dass wenigstens der Kern der Texte Hildegard zuzuordnen sei. Ihre Schöpfung über die Natur, den Menschen und die Krankheiten geht wohl auf ein einziges Werk zurück, das Liber subtilitatum diversarum naturarum creaturarum, das Buch über die Feinheiten der verschiedenen Naturen und Geschöpfe.

Dieses wurde bereits im 13.Jh. aufgeteilt in die beiden Werke Causae et Curae (CC), welches die Heilkunde betrifft und Physica, welches die Naturkunde beinhaltet.

Das medizinische Werk Causae et Curae findet sich lediglich in einer einzigen Handschrift aus dem 13.Jh. wieder, die heute in der königlichen Bibliothek in Kopenhagen liegt. Ein Textfragment, ebenfalls aus dem 13.Jh. ist noch vorhanden, dieses liegt in Berlin in der Staatsbibliothek des Preussischen Kulturbesitzes.

In der Urkunde zu Hildegards Heiligsprechungsverfahren von 1233 findet sich CC unter dem Titel Liber compositae medicinae, der sich jedoch nicht durchsetzte. CC liegt in mehreren Übersetzungen vor, die sich an der Ausgabe von Paul Kaiser aus dem Jahr 1903 orientieren, nämlich eine von Hugo Schulz aus dem Jahr 1933 und eine von Manfred Pawlik aus dem Jahr 1989.

Ebenso gibt es eine Übersetzung von Heinrich Schipperges aus dem Jahr 1957, welche direkt auf der Kopenhagener Handschrift beruht.'

Wenn man so will, war der Höhepunkt der Klostermedizin (von Salerno) erreicht, als Hildegard von Bingen ihr Lebenswerk am Ende des 12. Jahrhunderts vollendete. Ihr Werk ist wirklich gigantisch und jeder Schmälerungsversuch wäre ungerecht. Sie hatte grossen Einfluss auf die Reformierung des Klerus, beriet die Mächtigen und Reichen (Könige, Fürsten, Päpste, Bischöfe, Äbte), was ihr hohes politisches Gewicht für ihre Zeit bezeugt. Ihre Predigtreisen sind berühmt. Ihre Visionen wurden vom Papst anerkannt.

Zum Schluss noch einige Auszüge aus Hildegard von Bingens ‚**Physica**' nach Dr. J. Berendes in Goslar: ‚Die Physica der heiligen Hildegard', Sonderabdruck des Verlages der Wochenschrift ‚Pharmaceutische Post', Wien, 1896/97

‚Mangel an Gehirn an Verrücktheit leiden (S. 17, Physica)
Cap. 1. Triticum (Triticum repens). [Kriech-Quecke, A.d.A.]
*Der Weizen ist warm, eine volle Frucht, ohne Fehl. Das aus der ganzen Frucht bereitete Mehl eignet sich am besten zum Brot für Kranke, weniger zuträglich ist das aus dem Marke "Donst oder griesz", also aus dem feinsten Mehl gebackene Brot. Jenes schafft dem Menschen reichliches Fleisch und rechtes Blut, dieses mehr "slim", minderwerthige Säfte. Das letztere ist gleichfalls der Fall beim Genuss der ungemahlenen Körner. Wer aber wegen **Mangel an Gehirn an Verrücktheit leidet**, dem soll man die ganzen, in Wasser gekochten Weizenkörner als warmen Umschlag um den Kopf legen, wodurch das Gehirn vermehrt und gekräftigt wird.*

Hildegard von Bingen gegen Paralyse fatigatur (S. 18, Physica)
Cap. 3. Avena (Avena sativa). [Saat-Hafer, A.d.A.]
*Der Hafer ist warm, eine vorzügliche und gesunde Speise für den Menschen, er verschafft ihm einen heiteren Geist, einen reinen und hellen Verstand, gute Farbe und gesundes Fleisch. Den Schwächlichen ist er zu empfehlen, nicht aber den Kranken. Wenn Jemand gelähmt "vergichtiget" ist, (**paralysi fatigatur**)= [gelähmte oder chronische Müdigkeit, A.d.A.] so dass seine Geisteskräfte beeinträchtigt werden, so soll er zur Heilung trockene Bäder nehmen, indem man Wasser, in welchem Hafer gekocht ist, über glühende Steine giesst.*

Hildegard von Bingen gegen Gehirnkrankheiten (Hirnwuth) (S. 39, Physica)
Cap. 118. Swertula ~ Gladiola (Gladiolus communis)
*Der Siegwurz ist warm und trocken und hat seine ganze Kraft in der Wurzel, von da steigt sie in die Blätter. Der Saft der im Mai gesammelten Blätter ist ein Mittel, um der Gesichtshaut Weichheit und schöne Farbe zu geben, mit Fett zusammengeschmolzen bildet er eine Salbe gegen die feine Krätze. Die Blätter und die Wurzeln dienen gegen **Gehirnkrankheiten (Hirnwuth)** wenn sie in Wasser gekocht dem Kranken warm um den Kopf gelegt und mit Honig demselben eingegeben werden. Die Wurzel gequetscht und mit gutem Wein warm genossen hellt **Steinschmerzen und Harnzwang**. Gegen frischen Aussatz [Lepra]wird folgende Behandlungsweise empfohlen: man legt die gequetschte Wurzel in Eselsmilch, welche dadurch gerinnt,*

kocht alles mit Schmalz und colirt [durch ein Tuch seien, grob filtrieren A. d. A], so dass man eine Salbe erhält. Dann macht man eine Lauge aus Erlenasche, mit dieser soll der Kranke zunächst den Körper waschen, dann mit der Salbe sich einreiben.

Hildegard von Bingen gegen Wahngebilde, Zaubereien und magische Beeinflussung (S. 48, Physica)
Cap. 188. Sulphur.
Der Schwefel ist warm, zu Arzneien ist er nicht tauglich, nur bei **Zaubereien und magischen Beeinflussungen** wird er mit Nutzen angewandt, indem sein Rauch so stark ist, dass er die **Wahngebilde** vertreibt.

Hildegard von Bingen gegen Verrücktheit, Hirnwuth, Paralyse (S. 62, Physica)
Cap. 35. Hagenbucha. (Ulmus campestris.)
Die Ulme ist mehr kalt als warm und zeigt ein gewisses Gedeihen (prosperitas) in ihrer Natur. Frauen, welche leicht zum Abortiren neigen, sollen, um diesem vorzubeugen, Kuh- oder Schafmilch, nicht Ziegenmilch, in welcher die grünen jungen Zweige samt den Blättern gelegen haben, mit Mehl oder Eier zu einem Gericht zubereiten und essen.
Wer **verrückt "hirnwütig"** ist, dem soll eine Abkochung der Zweige samt den Blättern zum Bade hergerichtet und in diesem das kahl geschorene Haupt damit gewaschen werden, dann sollen ihm die in Wasser gekochten Früchte aufgebunden werden. Gegen Flecken am Körper dient das Auflegen von erwärmtem Holze der Ulme. Im Hause angezündet hält dasselbe böse und feindliche Einflüsse fern.

Wer im Walde übernachten oder ein Mittagsschläfchen halten will, soll sich unter eine Ulme legen.

Hildegard von Bingen gegen Melancholie und Wahnvorstellungen, Paralyse (S. 50, Physica)
Cap. 209. Hymelsloszel (Primula officinalis). [echte Schlüsselblume A.d.A.]
Der Himmelschlüssel ist warm und hat alle seine Kraft von der Sonne. Bei **Melancholie und Wahnvorstellungen** soll die Pflanze auf das Herz gebunden werden. Bei Kopfschmerzen, welche durch böse Säfte veranlasst werden, soll sie auf den kahl rasierten Scheitel und auf das Herz gebunden werden. Bei **Paralyse** lege man sie in den Trinkbecher, damit der Trunk ihren Geschmack erhält.

Hildegard von Bingen gegen Zorn, Schwermuth, Gicht, Lepra (S. 103, Physica)
Cap. 43. Formica.
Die Ameise ist warm und entsteht aus der Feuchtigkeit, welche die Gewürze hervorbringt, sie legt auch Eier nach Art der Vögel. Der Ameisenhaufen "haffen" mit den Insecten wird als Zusatz zu Bädern und Dampfbädern, mit Wasser ausgelaugt zur Salbe gegen Schleim im Magen, gegen **Gicht und Lepra** verwandt. Die Ameiseneier mit Hühnerkoth auf ein grünes Eichenblatt gestrichen, dienen als Umschlag auf Skrofeln [Halsdrüsengeschwulst. A.d.A.] Gegen **Zorn und Schwermuth** sollen junge Ameisen und Larven in einem Beutel so lange auf das Herz gelegt werden, bis Schweiss ausbricht.

Hildegard von Bingen gegen Hirnwuth, Paralyse (S. 103, Physica)
Cap. 44. Helim. (?) [getrocknete, gepulverte Leber , A.d.A.]

ist warm, von grosser Stärke und Kühnheit. Die gepulverte Leber mit Bärenfett oder Kuhbutter dient bei **Hirnwuth und Paralyse** *als Kopfsalbe.'*

Bader und Quacksalber

Wegen einem Ärztemangel sprangen die Bader in die Lücke, denn nun machten sie sich ab diesem Zeitraum innerhalb der Medizin breit und übernahmen neben dem Badebetrieb, dem Haareschneiden und dem Barbieren auch ärztliche Aufgaben. Manche waren fahrende Heiler, oft auch chirurgisch tätig, die medizinische Aufgaben übernahmen. Einige betrieben Badestuben, wobei diese den Gemeinden oder der Stadt gehörten und von den Badern in einem Anstellungsverhältnis bewirtschaftet wurden. Ihre Ausbildung war anfänglich schlecht, ihre Befähigung noch niedrig. Trotzdem versorgten die Bader auch septische Wunden und richteten auch komplizierte Knochenbrüche her. Auch schnitten sie hochinfektiöse Pestbeulen auf oder brannten diese aus.

Die Bader waren, wie ihr Name suggeriert, jedoch zuständig für die Badehäuser oder Badestuben, die schnell zu Orten der überschwänglichen und frohgemuten Begegnung und des erotischen Austausches wurden. Meist waren die Badenden zwar nach Geschlecht voneinander getrennt, manche Badestuben entwickelten sich jedoch trotz dieser Trennung zu Bordellen. In ihnen wurde die Prostitution gefördert. Dies führte auch zur Verbreitung von Geschlechtskrankheiten, insbesondere der **Syphilis**, die sich ab dem Ende des 15. Jahrhunderts in der Gesellschaft stark auszubreiten begann und nebst vielen anderen, mittelalterlichen Krankheiten die Menschen peinigten.

Es gab Zeiten, da hatten bei der Prostitution in den Badehäusern auch Kardinäle ihre Hände im Spiel, die kräftig mitverdienten, was möglicherweise auch lange Zeit zur gesellschaftlichen sowie klerikalen Duldung dieser etwas unkeuschen Badetätigkeit führte.

Da die Bader das Wohlbefinden von kranken und ansteckenden Menschen im Auge hatten und sie sich um ansteckende Pestkranke, um infektiöse Wundsekrete, um unreines Blut und um ekelerregende Ausscheidungen kümmerten, galt der Berufsstand des Baders lange als ‚unehrlich' und schmutzig, ähnlich dem der Henker. Ihr Stand in der Gesellschaft war demgemäss (zumindest anfänglich) niedrig.

Hilfe suchende Menschen wurden von ihnen zu Ader gelassen oder liessen sich schröpfen. Einem Nächsten wurden die faulen Zähne gezogen. Oder man brach diesen aus. Einem anderen Ratsuchenden wurde ein Klistier verabreicht zur Förderung seiner ‚krankmachenden' Ausscheidung. Oder ein Abszess am After ausgebrannt und geschnitten. Damals war die Förderung der Ausscheidung durch Klistiere gleichbedeutend einer körperlichen Reinigung oder eine Befreiung des

Leibes von verdorbenen Säften und Körperausdünstungen. Es galt unter allen Umständen, das Gleichgewicht der Säfte wieder herzustellen.

Ein Nächster wiederum wurde am Auge operiert. Von Hygiene keine Spur. Der Bader nahm sich ebenfalls gebrochenen Gliedern an und schiente diese. Auch den Verrenkungen nahm er sich an. Zudem konnte man ihn zu Leichen rufen, um diese zu versorgen. Die Bader waren schnell zu den ‚Ärzten' der ‚kleinen Leute' geworden, die arm waren und sich keinen teuren Rat eines ausgebildeten Arztes erkaufen konnten.

Später dann wurden die Bader in Zünfte aufgenommen, auch gestand man ihnen eine handwerkliche Ausbildung zu. Dies erhöhte ihren gesellschaftlichen Stand. Sie konnten jetzt innerhalb einer mehrjährigen Lehrzeit vom einfachen Gesellen zum angesehenen Meister aufsteigen. Nach der Ausbildung gingen sie auf eine mehrjährige Wanderschaft und übten ihren erlernten Beruf unter der Kontrolle eines ausgebildeten Baders in der Fremde aus. Dann erst konnten sie die Meister-prüfung ablegen und erhielten dadurch die Befähigung, ihren Beruf selbstständig auszuüben.

Durch den Übergang von der klerikalen Mönchsmedizin und Mönchschirurgie zu den Badern, Wundärzten und Hebammen wurden die Heilpersonen wieder weltlicher. Auch dies hatte für die Entwicklung der Medizin und Therapie Folgen. Zwar war im Hintergrund dieser Bader-Medizin noch immer die antike Lehre von den Körpersäften am Wirken, aber die Dämonenlehre der Kirche war in ihren Händen nicht mehr relevant. Noch immer war man aber der Meinung, dass diverse Krankheiten mit der Unordnung und dem Ungleichgewicht von Körpersäften im Zusammenhang stünden. Wichtig war daher, die in Unordnung geratenen Säfte wieder in ein Säftegleichgewicht zu bringen, beispielsweise mittels dem Blutent-zug (dem Aderlass, der übrigens an bestimmte Zeiten gebunden war).

Die Bader betrieben diesen Aderlass teils exzessiv. Man entnahm den bereits Geschwächten und Kranken und um Hilfe suchenden Unmengen von Blut, manchmal auch eine tödlich wirkende Menge. Viele ‚Therapierte' starben an diesem masslos übertriebenen Aderlass logischerweise an heftiger Blutarmut. Ihr Kreislauf kollabierte, ihr Blutdruck sank, ihre Blutversorgung brach zusammen, was bei manchem zu einem Hirnschlag oder Herzstillstand führte.

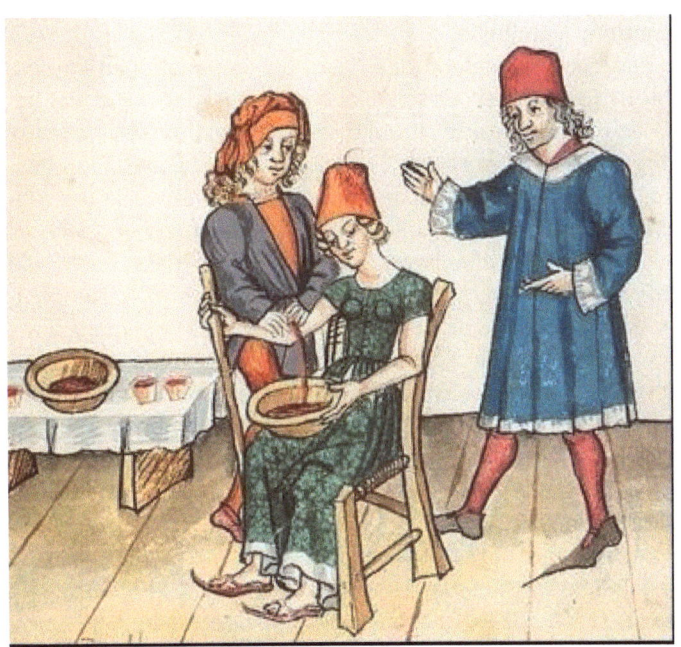

Ab dem Beginn des 17. Jahrhunderts, vor allem nach dem Dreissigjährigen Krieg, der zwischen 1618 – 1648 tobte, wurden viele Badestuben durch Verordnungen der Landesherren in den Gemeinden und in den Städten geschlossen. Die Bader passten sich an und übten ihren Beruf im Freien aus, quasi als ‚Fahrende'. Ihre Bedeutung ging aber immer mehr zurück, auch weil inzwischen immer mehr Krankenhäuser errichtet worden waren.

Die Wahnsinnigen wurden durchaus nicht nur in Keller an Pfählen angekettet, sondern sicherlich auch in den Badestuben behandelt. Voraussetzung war aber eine angemessene Bezahlung und möglicherweise auch eine Begleitung von Angehörigen bei unruhigen, tobenden und böswilligen Kranken. Man darf auch annehmen, dass die Therapie der Wahnsinnigen dort von den Badern übernommen wurde, die jedoch – wie sollte es anders sein – auch nur im Aderlass oder im Schröpfen bestand. Womöglich konnte ein warmes Bad zur Beruhigung des Gemüts ebenfalls etwas Sinnvolles beitragen oder ein angenehmes Gespräch oder ein gutes Essen.

Steinschneider, Trepanation, Wundheiler

In den in diesem Buch dargelegten Ausführungen über die Trepanationen im Neolithikum wurden die Motive zu solchen einschneidenden Operationen bereits beschrieben. An diesen Motiven änderte sich im Mittelalter wenig, ausser im Bezug zur christlichen Dämonologie. Zwar wurden im Neolithikum Trepanationen ebenfalls nicht nur aus medizinischen Gründen vorgenommen, beispielsweise um eine Epilepsie zu behandeln oder um chronische Kopfschmerzen anzugehen, denn es bleibt auch für die damalige Zeit die Hypothese im Raum, dass durch die geschaffene Schädelöffnung Dämonen aus der operierten Person hätten entweichen sollen. Oder man dachte, dass umgekehrt durch die Schädelöffnung auch positiv wirkende Geistwesen in die Person hinein eindringen und ihre Wirkkräfte entfalten konnten. Die Vorstellung, dass ein Geistwesen oder Dämon entweichen sollte, weist auf eine religiöse Begründung des Krankheitsbildes hin.

Das **Narrenschneiden** (Narrenschnitt) bezeichnet eine mittelalterliche Operationsmethode zur Beseitigung des Wahnsinnes resp. der Besessenheit. Als Quelle des Wahnsinnes oder der Besessenheit galt der Narrenstein mit Sitz in der Kopfhaut des Verrückten. In diesem Sinne ist das Narrenschneiden eine spezielle Form der Trepanation. Scharlatane, Quacksalber, aber auch Wundheiler, Bader und spez. Steinschneider entdeckten das Narrensteinentfernen als lukrative Einnahmequelle.

Die Vorstellung der mittelalterlichen Menschen war, dass die Narrheit (Verrücktheit) eine im Kopf wuchernde Krankheit sei und sich in einem Stein, dem Narrenstein manifestiere. Diesen galt es dann zu entfernen, als ob dann auch die Verrücktheit durch diesen operativen Eingriff entfernt würde. Das Narrenschneiden entwickelte sich auf öffentlichen Plätzen zur einer regelrechten Show, wobei die Narrenschneider von ihrer Tätigkeit voll zu überzeugen wussten.

Die Operation bestand in einem Ritzen und Öffnen der Kopfhaut, die meist fürchterlich blutete. Der zu operierende Narr wurde von den Schaulustigen einerseits ausgelacht, andererseits fühlte man dessen Schmerzen mit und erwartete dann eine Gesundung seiner Verrücktheit, die selbstverständlich nicht erfolgte.

Zur Schau gehörte, dass der Narrenschneider irgendwann einen Stein, den er verborgen in der Hand hielt, möglichst demonstrativ und laut zu Boden fallen liess und diesen ‚herausoperierten' Narrenstein der Öffentlichkeit zeigte. Manche Steinschneider variierten und schnitten dem Narren anstatt eines Steins Blumen aus dem Kopf.

Im Mittelalter gab es daher neben einer weltlichen quasi auch eine religiös begründete Ausführung des Steinschneidens. Die ‚religiöse' Begründung bezog sich auf die Operation am Kopf mit der Idee, durch das Herausschneidens des „bösen Steins der Fallsucht", also durch das Trepanieren, diesen Dämon wieder loszuwerden. Diese Interpretation darf man bei der Betrachtung des Bildes ‚Der Steinschneider' von Hieronymus Bosch, ca. 1500, guten Gewissens vertreten, handelt es sich doch um einen operativen Eingriff am Kopf, der als der Sitz des Wahnsinns, der Epilepsie wie auch des Teufels galt.

In einem anderen berühmten Bild des Hieronymus Bosch, welches bereits abgebildet wurde, ist der Steinschneider, der der Bader- und Barbiergilde entstammte und als fahrender Quacksalber den Patienten ‚Steine', ‚Metal' und auch ‚Tiere' aus dem Kopf schnitt, dargestellt mit einem umgestülpten Trichter auf dem Kopf. In diesem Bild verspottet Bosch den Steinschneider sowohl als Narren wie auch als Quacksalber. Der umgestülpte Trichter symbolisierte die betrügerische Absicht des fahrenden Quacksalbers, der den Reichen das Geld aus dem Beutel zog.

Bosch sieht die Quacksalber offenbar als Gauner an, die den unbeholfenen Reichen versprachen, sie von Dummheit und Narretei - aber auch von ihrem Geld - zu befreien.

Die im Mittelalter oft tödlich endenden Eingriffe in den Schädel, die noch im Neolithikum immer wieder von den Operierten überlebt wurden, sind das Resultat unzureichender hygienischer Operationstechniken und der die Operation begleitenden unsauberen Umstände. Was im frühen Mittelalter im Christentum womöglich deswegen noch verboten war, wurde ab dem 13. Jahrhundert wieder erlaubt – mit verheerenden Folgen. Man berief sich nämlich auf Claudius Gelenos, der die Trepanation des Schädeldaches offenbar als nicht zwingend tödlich befand.

In dem berühmten Bild des Malers Hemessen ist der Steinschneider bei der Arbeit abgebildet, wie er einem Narren den Stein der Narrheit aus der Stirn entfernt. Man erkennt den Narrenstein deutlich. Einen solchen gab es natürlich nicht, er war reine (scharlatanische) Einbildung der damaligen Zeit.

Die Behauptung, dass einem Narren ein Stein aus der Stirn entfernt werden müsse, um ihn von seiner Narretei zu befreien, weist auf eine für die damalige Zeit weit verbreitete psychiatrisch-psychologische Vorstellung hin, wobei die Behandlung des Narren dann doch auf der ‚körperlich-medizinischen' Ebene erfolgte und nicht auf der ‚seelischen'. Die Interventionen waren stets körperlicher Art.

Der Steinschneider im Mittelalter jedoch war nicht nur ein Scharlatan. Denn er schnitt nicht nur nichtvorhandene ‚Steine' aus dem Kopf, sondern auch vorhandene aus einem anderen Körperorgan: der Blase. An den äussert schmerzhaften Auswirkungen von Blasen- und Nierensteinen, die nahrungsbedingt gehäuft im Mittelalter vorkamen, litten öfters Männer, die deshalb auch vorwiegend operiert werden mussten. Aber auch Frauen litten unter teils heftigen kolikartigen Schmerzen, die solche Blasen- und Nierensteine auszulösen imstande waren. Da aber die weibliche Anatomie einen entschieden kürzeren Harnleiter aufweist, gingen bei Frauen in der Regel diese schmerzhaften Blasensteine ‚leichter' ab als bei Männern.

Die Blasensteinschneider nannte man daher auch **Lithotomoi** (Litho=Stein; tomie= schneiden), die übrigens auch im Hippokratischen Eid erwähnt werden.
Auszug aus dem Hippokratischen Eid:

Οὐ τεμέω δὲ οὐδὲ μὴν λιθιῶντας,   Auch werde ich den **Blasenstein** nicht operieren, sondern
ἐκχωρήσω δὲ ἐργάτῃσιν ἀνδράσι πρήξιος   es denen überlassen, **deren Gewerbe** dies ist.
τῆσδε.

Das Steinschneiden, insbesondere aber die reale Blasensteinentfernung, gehörte zu den ältesten operativen Eingriffen antiker Ärzte und war eng mit der Entwicklung der Urologie verbunden. Die Urolithiasis (Vorkommen von Harnsteinen in den Harnwegen wie Nierenbecken, Harnleitern, Harnblase, Harnröhre) war somit ein uraltes und bekanntes Krankheitsbild, welches auch die Ägypter, Griechen und Römer beschäftigte. Bereits die Ägypter erkannten das Harnsteinleiden und wussten, dass der Verlauf dieser Krankheit nicht nur starke kolikartige Schmerzen zeigte, sondern wegen ihrer mangelhaften bzw. fehlenden Behandlungsmöglichkeit oft auch lebensbedrohlich war.

Die Ausgliederung der chirurgischen Praktiker aus der gelehrten Medizin geschah im Jahre 1163 durch das päpstliche Edikt im Konzil von Tours. In der monastischen Medizin übernahmen noch Geistliche die Rolle des Arztes, wobei ihnen jedoch viele chirurgische Eingriffe streng verboten wurden. Den recht gut ausgebildeten Ärzten blieb nur noch die Weiterentwicklung der sog. Harnschau (Uroskopie). In der Folge wurde der Urin als Abbild des Menschen gehalten und die Uroskopie wurde zur Diagnosestellung wichtig und von den Klerikern akzeptiert.

Aus diesem Verbot erwuchsen dann sozusagen die Bader und Steinschneider, wobei die frühen in der Antike gemachten anatomischen Kenntnisse und chirurgischen Operationstechniken durch den Wegfall der klerikalen Mönchsärzte mehr oder weniger auf einen Schlag verloren gingen. Durch das Erscheinen der Bader hatte sich die Medizin (Operationstechniken) um Jahrhunderte zurück entwickelt. Obschon die Bader und Wundärzte als Quacksalber und Pfuscher galten, wurde die Medizin (Chirurgie) weltlicher.

Dieses Beispiel zeigt, wie klerikal-religiös begründete Verbote (Konzil von Tours, 1163) die Entwicklung der weltlichen Medizin negativ beeinflussen konnten. Das Verbot für Geistliche weiterhin Chirurgie zu betreiben, hatte weitreichende Konsequenzen für die gesamte Medizingeschichte. Die Begründung des Verbotes war simpel und hiess: ‚Ecclesia abhorret a sanguine' (Die Kirche schreckt vor dem Blute zurück, die Kirche verabscheut Blut). Damit wollte sich die Kirche schützen vor den oft tödlich verlaufenden chirurgischen Eingriffen, während denen viel Blut floss und die Kranken wegen hohem Blutverlust den Tod fanden. Die Kirche wollte an diesen Todesfällen nicht beteiligt sein und scheute sich vor Konsequenzen.

Die Bader und Wundärzte übernahmen also ab dem Konzil von Tours die chirurgischen Eingriffe und hatten sich immer wieder dem Vorwurf, Pfuscher und Quacksalber zu sein, zu stellen. Im 15./16. Jahrhundert schlossen sie sich dann aber in Zünften zusammen, was ihren Stand deutlich verbesserte. Sie schufen sich selbst strenge Vorschriften und Regeln. Die Bader und Wundärzte durften jetzt chirurgische Eingriffe nur noch im Rahmen ihrer entsprechenden Zunftordnung vornehmen.
Eine neue, weltlicher orientierte Entwicklung setzte ein. Es waren deren zwei Faktoren, die ihre Handwerkschirurgie weiter entwickelte. Erstens war es die auf einer Naturbeobachtung beruhende, naturwissenschaftlich orientierte Betrachtungsweise. Die bisherige dämonologisch-religiöse Betrachtungsweise wich einer naturwissenschaftlichen. Dies war für die Entwicklung der Medizin entscheidend. Und zweitens wurde die Entwicklung der Behandlungsmethoden dokumentiert und in berufskundlichen Schriften zum Studium weiter verbreitet. Die Religion blieb zu einem grossen Teil aussen vor.

Fahrende Steinschneider waren oft zugleich auch Wundärzte, die von Stadt zu Stadt zogen. Sie versuchten den Stein oder mehrere Steine mit Bohrern, Feilen, Hacken und anderen Geräten aus der Blase zu zerstören und zu entfernen. Die Operation unter wenig hygienischen Bedingungen war nicht nur äusserst schmerzhaft, sondern oft auch tödlich, allein schon wegen des Blutverlustes und der auf die Operation meist nachfolgenden Infektion. Der gewagte Eingriff, der jedoch oft unumgänglich war, weil der Patient ansonsten auch und unter starken Schmerzen verstorben wäre, wurde denen überlassen, die ihn regelmässig ausübten. Und das waren die Wundärzte, im speziellen die Steinschneider oder Lithoektomisten. Ärzten war der Steinschnitt auch durch den hippokratischen Eid verboten.

Sowohl Steinschneider wie auch gelernte Bader wagten sich neben dem Steinschneiden auch an das heikle Starstechen (Operation des grauen Star, Stechen der Linse mit Hinunterdrücken dieser unter den Glaskörper).

Zwar kannte man zur Eindämmung von Infektionen bereits im Mittelalter einige Pflanzen mit entzündungshemmender Wirkung wie beispielsweise die Bärentraubenblätter oder die Goldrute, die nebst verordneten Diäten ebenfalls eingesetzt wurden. Der antibakterielle, entzündungshemmende Erfolg jedoch war eher bescheiden.

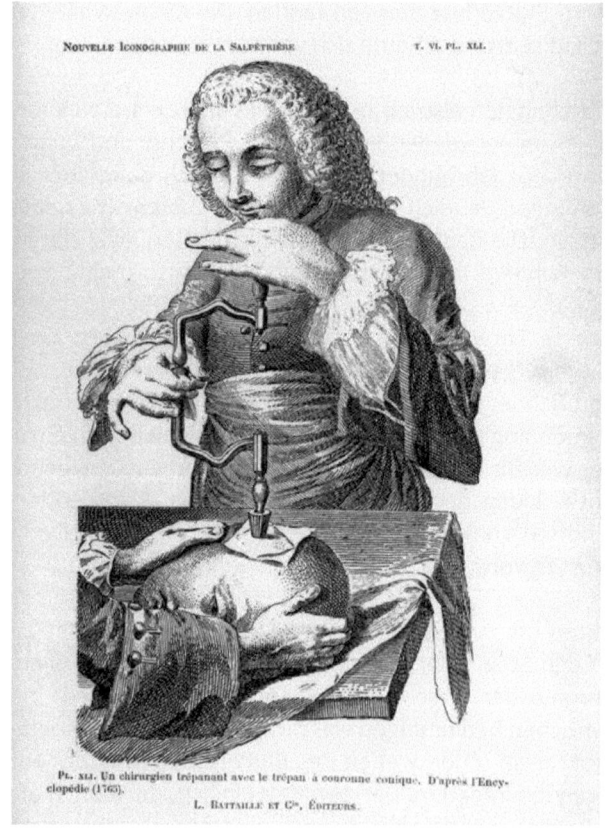

NOUVELLE ICONOGRAPHIE DE LA SALPÊTRIÈRE   T. VI. PL. XLI.

Pl. XLI. Un chirurgien trépanant avec le trépan à couronne conique. D'après l'Encyclopédie (1765).
L. BATTAILLE ET Cie, ÉDITEURS.

https://images.museumdrguislain.be/201762012573753_05-medische.jpg-width.jpg

Eine mittelalterliche Darstellung einer Trepanation zur Beseitigung oder Heilung einer Epilepsie resp. Entfernung des Wahnsinnes zeigt obige Darstellung.

Im Übrigen bemühte man medizinisch immer noch die Humoralpathologie (Ausgewogenheit der Säfte). Eine Störung dieser verursachte der Lehre gemäss Krankheiten.

Man war der Ansicht, dass der Satan persönlich oder wenigstens ein böser Geist entfernt werden musste, wollte man psychisch Kranken helfen. Mittels eines speziellen Trepanbohrers wurde Geisteskranken, Fallsüchtigen oder sonstwie Schwerkranken der Schädel aufgebohrt in der Annahme, dass dann die Krankheit resp. der böse Dämon aus dem Kopf des Kranken entweichen würde. Möglicherweise geschah dieser harte Trepanationseingriff erst nach versuchtem und erfolglosem Exorzismus.

Die Operation geschah ohne Narkose. Der Kranke wurde oft gegen seinen Willen festgehalten oder auch festgebunden und musste die ungeheuren Schmerzen und die aufkommende Todesangst aushalten. Möglicherweise gab man den Opfern dieser Tortur vorgängig Alkohol zur Betäubung oder narkotisch Wirkende Giftstoffe aus der Natur, die damals bekannt waren.

Die Narren im Mittelalter
Interessant ist die Stellung der Narren im Mittelalter. Sie waren **Gaukler, Hofnarren oder Spässemacher** auf königlichen oder fürstlichen Höfen, Unterhaltungskünstler, Possenreiter, Artisten, Zauberer, Clowns und Komiker. Gaukler unterhielten das Volk mit Vorführungen mit der Absicht, dafür dann einen Obolus zu erhalten. Sie spielten ihre Tricks und Artisteneinlagen auf öffentlichen Plätzen, vor allem auf Jahrmärkten oder Festen.

Als sog. ‚fahrendes Volk' waren sie von unterem Range in der Gesellschaft, standen **ausserhalb der gesellschaftlichen Standesordnung**, waren meist arm, ihre Kleider zerzaust, ein Leben lang bettelnd und als Gaukler somit auch **negativ behaftet**.

Die Narren schafften es auf weltliche wie auch auf kirchliche Fürstenhöfe, also auch auf die Höfe von Königen, Rittern oder Klerikalen. Dort dienten sie den Machthabenden als Spässemacher und Unterhaltungskünstler. Später stellten Städte Hofnarren (Till Eulenspiegel) in ihre Dienste, was die Hofnarren sowohl an Fürstenhöfen wie in Städten zu quasi ‚institutionellen Beamten' machte.

In aller Regel hatten sie das Privileg, an diesen Höfen unbedarft und unbehelligt Spässe zu machen. Sprichwörtlich war ihre ‚**Narrenfreiheit'**. Kein anderer konnte dasselbe sagen, dieselbe Meinung äussern, ohne entweder im Kerker zu landen oder hingerichtet zu werden. Sie waren wirklich **vogelfrei**. Diese Hofnarren konnten unbestraft sich über das gesellschaftliche Leben lustig machen, wie sie auch unbehelligt sich über Begebenheiten am Königshofe äussern konnten. Sie durften Kritik üben an der Gesellschaft, wie auch an den höheren Ständen, an anderen Fürsten und dergleichen, ohne dass sie um ihr Leben fürchten mussten.

Oft suchten die Machthabenden an ihrem Hofe die Nähe dieser vogelfreien Narren, suchten Rat von ihnen. Der Hofnarr war meistens gerissen und bauern-schlau, war raffiniert und gewieft, schlitzohrig, durchtrieben und mit allen Wass-ern gewaschen, denn er bettete seine Kritik oft geschickt in seine Spässe hinein, belustigte gerissen und auch überzeugend die Zuhörenden und machte diese hin und wieder auch recht nachdenklich, denn in seinen Belustigungen und in seinem Spässetreiben fand man oft einen Kern der Wahrheit, den es am Hofe offenbar zu überdenken galt.

Hofnarren konnten sich auch über klerikale Belange lustig machen, galten sie doch als **Gottesleugner**, denen man nachsagte, dass sie nicht an Gott glaubten. Sie waren **Ignoranten gegenüber der christlichen Heilslehre** und widersprachen der gottgewollt hingestellten Gesellschaftsordnung. Vielmehr war der Hofnarr daher im **Verdacht, dem Teufel nahe zu stehen**.

Den Hofnarren wurde das **Stigma des Abnormalen** zugesprochen. Dies bezeugten mehrere Merkmale oder Attribute. Man bildete sie ab mit der aufrecht in der Hand getragenen Keule, den Narrenkolben, als negatives Gegenstück zum königlichen Zepter der Macht und Weisheit. Ab dem 15. Jahrhundert taucht der Narr typischer-weise mit seiner **Narrenkappe** auf. Es war ein ‚Gugel' (Narrenkappe), eine vom gewöhnlichen Volk getragene mönchsähnliche Kapuze mit Eselsohren oder Zipfeln, an denen **Schellen** hingen. Auch die Schelle war ein Narrensymbol.

Der Hofnarr war auffällig gekleidet. Nebst Kleidern in einfachem Eselsgrau, trug er oft bunte Farben. Es waren die Farben der Schande, in der Regel rot aber auch gelb. Oft waren auch die Farben Grün und Gelb dabei, weil sie die Farben des Wahnsinnes resp. der Tollheit symbolisierten. Auch an den Kleidern hingen Schellen, die sein Nahen bereits von weitem kündeten.

Nebst der auffällig bunten Kleidung und der Narrenkappe mit Eselsohren und Schellen kannte man noch weitere Symbole und Attribute der Narren. Da wäre der

Hahnenkamm zu erwähnen, den der Hofnarr zwischen den Eselsohren auf dem Scheitel des Gugels trug. Das Symbol des Hahnenkopfes war ebenfalls eine negative Bezeichnung des Hofnarren, diente doch die Zuordnung des Hahns resp. des Hahnenkammes der Verkörperung des Lasters der sexuellen Begierde. Der Hahn, der allmorgendlich seine Hennen begattete, galt als Symbol der Geilheit und sexuellen Potenz, der seine sexuellen Gelüste nicht zu kontrollieren vermochte.

Im asexuellen Geistesklima der christlichen Kirche wurde durch das Symbol des Hahnenkammes (Hahns) die sexuelle Begierde des Menschen in die Nähe des Narren und der Narrheit gebracht. Schliesslich galt es, die Sexualität des Menschen zu verteufeln und schlecht zu reden. Mit dem Hahnenkamm auf der Kopfbedeckung des Hofnarren wurde die sexuelle Begierde des Menschen in die Nähe zum Narren (und zur Tollheit) gebracht. Auch die Narrenwurst deutet auf die Geilheit hin.

Ein weiteres Symbol oder Attribut des Narren waren dessen speziellen **Schnabelschuhe**. Sie sind eine Verspottung, eine Veralberung der kirchlichen Geistlichkeit. Während Mönche als Zeichen der Askese und der Demut oft barfuss liefen, zogen sich die Narren Schnabelschuhe an, bestehend aus teuren Samt oder wertvollen Pelzen mit übermässig langen und gebogenen Enden. Sie symbolisierten Ausschweifung und Eitelkeit, genau gegenteilig zur mönchischen Askese und Demut. Das galt als Gotteslästerung.

Ein weiteres Narrensymbol war die **Marotte**. Der Hofnarr wie auch der Stadtnarr hielt oft eine auf einem Stab angebrachte Puppe in der Hand. Sie ist eine Art

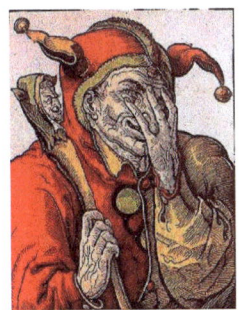

Theaterpuppe, wobei sie von heutigen Kindern meist mit dem Finger unter dem Kleid gehalten wird um damit Theater zu spielen. Im Mittelalter wurde die Marotte oft zusammen mit dem Hofnarren abgebildet. Die Marotte war im übertragenen Sinne eine Schrulle, eine Eigenart oder Eigentümlichkeit. Bei Menschen mit einer seelischen Auffälligkeit bezeichnet eine Marotte eine sonderliche Eigenart, eine schrullige Angewohnheit oder meint eine wunderliche Meinung oder eine merkwürdige fixe Idee.

Man könnte die Marotte auch als Flause, als Laune, Grille oder als Spleen bezeichnen, sie aber auch nahe an der Grenze zu einer psychischen Krankheit auch als eine Verrücktheit oder als einen Tick (Tic) ansehen! Solche Marotten haben die Tendenz zu einem Zwang zu werden.

Hier nähert sich das Bild des Hofnarren (dem künstlichen Narren) mit der Marotte also stark dem weltlichen oder natürlichen Narren, der Geisteskrank war und missgestaltet und sonstwie behindert. Im Gegensatz jedoch zum ‚künstlichen' Hofnarren wurden die weltlichen, natürlich Narren aus der Gesellschaft ausgeschlossen, eingesperrt, auf den Scheiterhaufen gezerrt und hingerichtet.

In der modernen Psychiatrie von heute kann man die teils weit verbreitete Störung des ‚Skin Picking' als eine solche Marotte bezeichnen, allerdings verharmlosend, da die Störung weit tragischer ist. Die Marotte nennt sich nach der ICD-10 (‚International Statistical Classification of Diseases and Related Health Problems') unter F63.9 eine **abnorme Gewohnheit und Störung der Impulskontrolle** (nicht näher bezeichnet) und nach der DSM-5 ‚**Skin Picking Disorder'**.
Gemeint ist eine Erkrankung, die durch ein dranghaftes, wiederholtes Berühren, Quetschen oder Kratzen von erkrankten Hautstellen aufgrund eines unwiderstehlichen Drangs entsteht. Die Hautstellen werden dermassen stark malträtiert, dass auch ein Wundwerden von Gewebe mit entzündlichen Blutungen daraus resultieren kann.

Nicht herabzumindern sind die dabei entstehenden Folgen wie Scham oder Schuldgefühle, wie auch eine zunehmende soziale Isolation der Betroffenen.

Im Deutschen Sprachraum bezeichnet man diese Marotte auch als **Dermatillomanie**, ein zusammengesetzter Begriff aus dem Griechischen, wobei ‚Derma' (= Haut), tillein (= rupfen) und Mania (= Wahnsinn, Begeisterung) bedeutet.

Das Malträtieren der eigenen Haut, besonders im Gesichts- oder Dekolletébereich, kommt in Psychiatrischen Klinik immer wieder vor, häufiger bei weiblichen Patientinnen als bei Männern. Die Störung kann über Monate bestehen und führt zu tiefen, vernarbenden Wunden, die immer wieder auch eitern können und dann vernarben. Grund sein kann Stress, Überforderung, heftige Emotionen wie Wut oder Trauer.

In diesem Sinne ist die Skin Picking Disorder weit mehr als nur eine harmlose Marotte, wird im Volksmund jedoch gerne als solche bezeichnet.

Im Französischen ist die Marotte die Verkleinerungsform des Namens Marie. Aus der kleinen Stabpuppe des Hofnarren entstand daraus nicht nur eine eigentliche ‚Marotte' im Sinne eines Tics, sondern bezeichnet eigentlich heute einen ‚Tic', den man als nervöses Zucken übersetzen kann (Blinzeln, Stirnrunzeln, Räuspern, Schmatzen, Hüsteln, Schulterzucken, Nasenflügel heben etc.), der bis zur schweren Erkrankung mit dem Namen **Gil de Tourette** gedeihen kann, jenen ticartigen, obszönen Sprachäusserungen. Diese obszönen, immer wieder auch sexualisierten lauten Schimpfrufe können sowohl für die Umgebung wie für den Verursacher selbst zu einer schweren Belastung werden. Die an dieser schweren Krankheit erkrankten Betroffenen sind nicht in der Lage, ihre obszönen Rufe zu unterdrücken. Sie können diese ticartigen Ausrufe nicht kontrollieren und sind ihnen hilflos ausgeliefert.

Daher kann eine Marotte auch zu einer Zwangsstörung sich entwickeln, einem durchaus schweren seelischen Leiden. Betroffene werden von einem inneren und unbeeinflussbaren Zwang beherrscht, sich z. B. mehrstündig zu waschen oder andere Dinge wiederholt zu tun oder etwas immer wieder und wieder zu kontrollieren, obwohl alles in Ordnung ist. (Wasch-, Kontroll- und Zählzwang). Diese Zwänge beeinflussen das tägliche Leben massiv und qualitativ negativ.

Schliesslich kann, je nach Schweregrad, eine solche Marotte auch als Neurose angesehen werden. Neurosen sind nervlich bedingte funktionelle Erkrankungen ohne unmittelbar organische Ursachen. Es sind Störungen, die durch innere und äussere Konflikte verursacht werden.

Des Weiteren gehörte zu den Narrensymbolen auch der **Narrenspiegel** als eine Art metaphorisches Attribut. Man könnte sagen, es handelte sich bei ihm um eine Weiterentwicklung der Marotte, der Stabfigur. War bereits die Marotte ein Eben- bild des Narren selbst, so konnte sich jetzt der Narr im Spiegel selber betrachten. Menschen, die sich selbst im Spiegel betrachteten, galten im Mittelalter als ver- blendet, sprich als blind für Gott. Er galt als Gottesleugner. Der Spiegel sym- bolisierte auch die Beziehung zu sich selbst, ev. auch im Sinne der Selbst- verliebtheit, des Narzissmus.

In manchen Darstellungen sah sich der Narr in seinem Spiegelbild dem Bild des ihn angrinsenden Todes gegenüber, in dem nicht sein eigenes Angesicht im Spiegel erschien, sondern ein Totenkopf ihm entgegen fratzte. Anfang und Ende des Lebens spielte nicht nur während der Fasnachtszeit eine grosse Rolle. Überhaupt hatte der Tod auch viel mit dem Narren gemeinsam, was man sich in folgender Darstellung denken kann:

Später symbolisierte der Narrenspiegel die Reden und Spässe des Hofnarren, die er dem Fürsten vorhielt, damit dieser seine Dummheit und Unzulänglichkeit oder Unvollkommenheit in ihm widerspiegelt sehen konnte.

Auch das **Stundenglas** stellte die Verbindung zum Tod resp. zur Sterblichkeit her, indem das Glas, gefüllt mit Wasser oder Sand irgendwann abgelaufen sein mochte, was auf die Endlichkeit des Lebens hindeutete. Das Stundenglas, resp. die Sanduhr kannte man bereits ab Anfang des 14. Jahrhundert und wurde als Zeitmessgerät vielfach verwendet. Auch es wurde zum (Vanitas)-Symbol der Endlichkeit des Lebens.

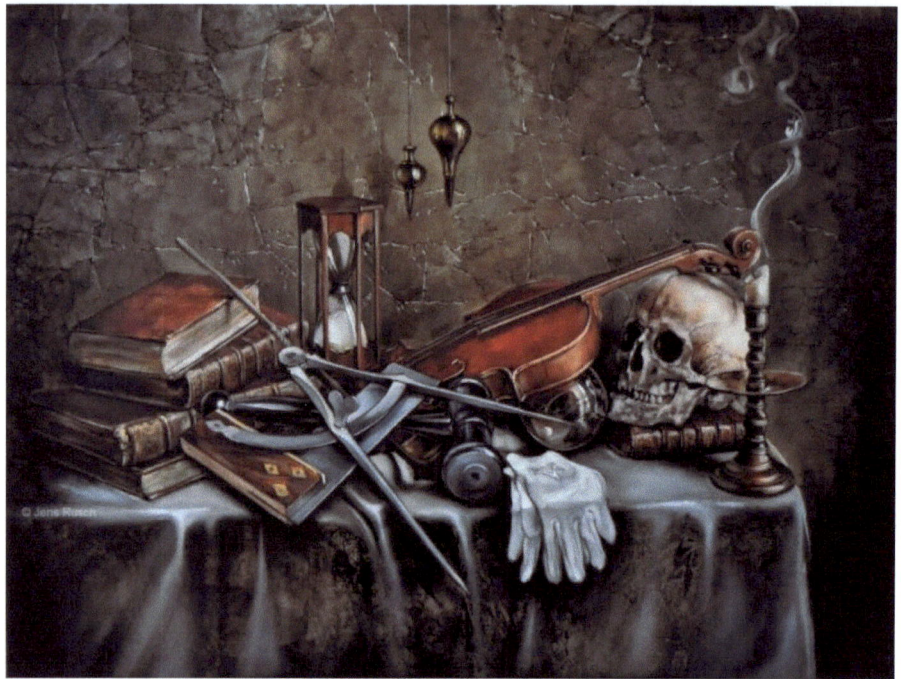

Bild: Ölgemälde von Jens Rusch, aus www.freimaurer-wiki.com

Auf dem Bild zu sehen sind weitere Vanitas-Symbole: der Totenschädel, die erlöschende Kerze, die Sanduhr. Vanitas-Symbole haben die sittlich-moralische Absicht, den Menschen an die Vergänglichkeit seines Lebens und auch der irdischen Güter zu erinnern, die man nicht ins Jenseits mitnehmen kann.

Ein weiteres Narrensymbol verkörpert die sog. **Narrenwurst**. Wie ihr Name sagt, ist sie wurstförmig aufgebaut, bestehend aus einem ledernen, länglichen Beutel, meist mit Rosshaaren ausgestopft, der an einen Phallus erinnern soll. Diese Narrenwurst weist auf die Fleischeslust hin, sowohl auf die Völlerei abzielend als auch auf die sexuelle Begierde oder Geilheit. Mit der Narrenwurst teilte der Narr Schläge aus.

Ein weiteres Narrensymbol war der **Fuchsschwanz** oder der Fuchswedel. Irgendwo befestigte der Narr an sich einen Fuchsschwanz, dem eine negative Bedeutung zukam. Der Fuchs hatte im Mittelalter etwas dem Teufel gleich, er symbolisierte die Häretiker (Abweichler, Ketzer) und die Sünde.

Soviel zu den Narrensymbolen. Es gäbe noch mehr: die Ordenskette, das rundliche Brot, die Saublase.

Als Anmerkung sei hier noch der Psalm 53, resp. 14 erwähnt, der überschrieben ist mit der Torheit der Gottlosen. In Psalm 53[2] steht: ‚Die Toren (Narren) sprechen in ihrem Herzen: Es ist kein Gott. Sie taugen nichts und sind ein Gräuel geworden in ihrem bösen Wesen; das ist keiner, der Gutes tut.'

Dieser Psalm wurde bereits im 13. Jahrhundert erstmals illustriert. (Hier aus 15. JH.)

Ein Vergleich zu den weltlichen Narren (natürliche Narren) zeigt Parallelen zum Hofnarren. Auch der weltliche Narr war ein aus der Gesellschaft Ausgeschlossener. Mit seinen Abstrusitäten und Kuriositäten (im Denken und Verhalten) fiel er innerhalb der Gesellschaft auf und unterhielt und belustigte damit meist unfreiwillig seine Mitmenschen, die ihn dafür öffentlich als Dorftrottel auslachten und drangsalierten. Waren sie irgendwo eingekerkert oder an Pfähle gebunden, reiste man in Gruppen an und belustigte sich an ihnen.

Die Narren fristeten ein trauriges, bettelndes und armseliges Leben und standen im alleruntersten gesellschaftlichen Rang, ja oft auch ausserhalb jeder gesellschaftlichen Standesordnung.

Die mittelalterlichen Narren genossen zwar auch eine gewisse Narrenfreiheit und waren oft quasi vogelfrei. Im Gegensatz zum Hofnarren war diese Vogelfreiheit für die betroffenen (natürlichen) Narren jedoch gefährlich. Äusserten sie sich zu offen und zu beleidigend, mussten sie damit rechnen, im Kerker zu landen, vor Gottestribunale gestellt und auf dem Scheiterhaufen verbrannt zu werden. Zudem wurden sie als Menschen nicht ernst genommen und vom Volkspöbel drangsaliert und geschunden.

Sie waren meist nicht so gerissen und bauernschlau, raffiniert und schlitzohrig wie die (beamteten) Hofnarren, sondern in aller Regel ungebildet, von unterem Range und fielen in der Gesellschaft schnell auf und wurden von ihrem Mitmenschen ausgesondert und bei der Obrigkeit als Narren mit bösem und gotteslästerndem Mundwerk denunziert. Mit heftigen Konsequenzen.

Der Narr mit seiner psychischen Erkrankung, Dummheit, Wahnidee etc. galt als Gottesleugner. Man sagte ihm nach, dass seine Narretei eine Gotteslästerung sei und dass er die geltende christliche Heilslehre ignoriere. Er wäre an seinem gotteserbärmlichen Seelenzustand selber schuld, stand er doch im Verdacht, mit dem Teufel in einem Bund zu stehen. Als im Verdacht stehender Gottesleugner wurde ihm bald der Prozess gemacht innerhalb eines kirchlichen Tribunals, welches sich als Inquisitionsprozess abspielte. Er wurde oftmals wegen angeblicher Gotteslästerung und dem Verdacht, den Teufel in sich zu haben, zum Tode verurteilt und hingerichtet. (Verbrennung, Ersäufung)

Entstehung von frühesten ‚Irrenhäusern'
(Das Bürgerspital, die Dorenkiste, der Narrenkäfig, das Leprosorium)

Das Spitalwesen im 12. Jahrhundert, das zumeist aus den klösterlichen Spitälern und den Spitalorden (Johanniterorden) bestand, wurde durch bruderschaftlich organisierte Spitäler ergänzt und erweitert. Es waren Hospitalstiftungen, die von Edelleuten oder gut betuchten Bürgern finanziert und somit ins Leben gerufen wurden. Ihre Beweggründe: Sie wollten mit der Stiftung ihr ewiges Seelenheil nach ihrem Tode sichern.

Die **Heilig-Geist-Spitäler** waren karitative Hospitalstiftungen. Allein in Deutschland wurden an die Hundert solcher Einrichtungen gebaut, einige bereits im 12. JH. andere in späteren Jahrhunderten. Sie dienten den **Armen, Alten und Kranken** sowie den Durchreisenden und Bettlern und einige sind noch heute als Alteneinrichtungen in Betrieb. Das Heilig-Geist-Spital in Mainz gilt als das älteste Bürgerhospital in Deutschland, gebaut im Jahre 1236. Es gehört zu den ältesten Spitalbauten Europas.

Anfänglich wurde die Armen- und Krankenfürsorge als eine Aufgabe der Kirche resp. eines Klosters verstanden, die auch Reisenden, Pilgern und Bettlern eine Herberge boten und als Gesamtanlage nicht nur aus dem eigentlichen Spital bestand, sondern auch aus einer Kirche oder Kapelle und einem Friedhof. Somit konnten diese Spitalanlagen auch dem geistlichen Wohl ihrer Beherbergten dienen und die darin Verstorbenen auch gleich beisetzen. Zur Spitalanlage gehörten mancherorts auch landwirtschaftliche Betriebe, die zur Eigenversorgung notwendig waren.

Anfänglich nahmen Geistliche die Funktion der Spitalleitung war, teils amtete der Priester als Spitalmeister und zugleich auch als Verwalter. Ab dem 12. Jahrhundert ging der Einfluss der Kirche immer mehr zurück und es bildeten sich neue, städtische Aufsichtsbehörden, die administrative und juristische Verwalter oder

‚Spitalpfleger‘ stellten. Die Kirche war nicht mehr oberste Aufsichtsbehörde, sondern weltliche Städte. Das geistliche Armenspital bildete sich um zum städtischen Bürgerspital.

An der Spitze der neuen Hierarchie stand ein weltlicher Spitalmeister, der mit Hilfe seiner Ehefrau oder wenigstens eine ihm zugeteilten höheren Magd die Spitalleitung innehatte. In vielen Fällen war der Spitalmeister ein Handwerker, der seine ihm übertragene Aufgabe ein Leben lang innehatte. Dem Spitalmeister stand unterstützend ein Schreiber zur Seite, da ein Handwerker der Schreibkunde nicht immer mächtig war und diesbezüglich Beistand benötigte. Der Schreiber unterstützte ihn in Verwaltungsangelegenheiten und bei der Rechnungsführung, war also eine ebenfalls wichtige, wie ausgebildete Person innerhalb des Spitalbetriebes.

Dass ein Bürgerspital verweltlicht und also der Kirche nicht mehr unterstellt war, sah man auch in der Aufteilung der Aufgaben auf weltliche Berufe und deren Ausführende, die nicht mehr wie bisher aus der Priester- oder Nonnenschaft eines Klosters bestanden. Das Bürgerspital kannte einen Hauptkoch, Unterköche und Mägde, dann einen Kellermeister, der sich um die Vorratshaltung kümmerte. Die Versorgung und Pflege der Insassen übernahm weibliches ‚Gesinde‘, also Mägde, Kübelmägde und Krankenwärterinnen. Beschäftigt wurden auch Ammen und Hebammen und auch eine sogenannte Kaltmutter (Kindermutter). Die Wäscherinnen besorgten die Wäsche und stellten eigene Rechnung für ihre Reinigungsdienste. Näherinnen flickten die Kleider der Insassen. Kerzenmacherinnen stellten für das Spital Kerzen als Lichtquellen her, auch sie taten dies meistens auf eigene Rechnung.

Der dem Bürgerspital zugehörige landwirtschaftliche Betrieb leitete und bewirtete ein beamtetes Spitalmeierehepaar, der zuständig war für die Gesamtbewirtschaftung des landwirtschaftlichen Anwesens, für die Anstellung des Ackermeisters, der Acker- und Rebknechte, der Kuh- und Schweinhirten. Den landwirtschaftlichen Betrieb unterstützten Taglöhner beiderlei Geschlechts (Getreidebau, Weinbau, Wiesenpflege, Heuernte, Jäten, Pflügen, Eggen, Binderinnen und Schnitterinnen usw.)

Es waren bürgerliche Spitäler aus den z. B. Heilig-Geist-Spitälern entstanden, in denen jetzt weltlich-ökonomische Grundlagen für ihr Überleben wichtig wurden. Die kirchlichen Finanzquellen versiegten und man war auf testamentarische Zuwendungen sowie auf geschenkte Liegenschaften und Ländereien angewiesen.

Die Bürgerspitäler nahmen zu ihrer Eigenfinanzierung auch vermögende Bürger auf, gegen den ‚Verkauf' (Übergabe) von Pfründen (eine Art Fürsorgerente).

Wohlhabende konnten sich also in diese Spitäler als Pfründer einkaufen, die ihnen einige Privilegien erbrachten, wie beispielsweise eine bessere Raumeinrichtung, eine reichhaltige Kost und auch mehr täglichen Wein. Bei einem ‚niederen' Pfrund-einkauf mussten die betreffenden Bürger aber im Spital mithelfen. Diese durch einen Pfrund eingekauften Spitalinsassen hatten jedoch vorschriftsgemäss gottes-fürchtig und keusch zu leben. Ohne Erlaubnis des Spitalrates durften sie beispiels-weise nicht heiraten, sonst hätten sie ihre eingebrachten Pfründe für immer verloren.

Wurde ein solcher reicher Spitalpfründer gesund und konnte das Spital wieder verlassen, erhielt er beim Austritt seine eingegebenen Pfründe wieder zurück. Ver-starb er jedoch im Spital, behielt dieses die gesamten Pfründe bei sich.

Man kreierte Spitalordnungen für den Alltagsbetrieb. Beispielsweise verlangte man von den Insassen der Bürgerspitäler Gehorsam und eine Verpflichtung zu einer musterhaften christlichen Lebensführung, womit belegt ist, dass auch diese mittelalterlichen Spitäler noch immer in Gotteshand waren und einen durchaus religiösen Charakter hatten. Geistliche übernahmen die tägliche Seelsorge, man las Messen und versah den Sterbenden mit den Sterbesakramenten.

In einem Bürgerspital untergebracht waren also nebst kranken Reisenden auch Gottespilger, Kranke, Arme, Alte, Schwangere, Kinder sowie auch etliche wohl-habende Bürger. Die Irren und Verrückten waren somit nicht auf der obersten Priorität in ihnen zu finden, was jedoch nicht hiess, dass sie nicht auch aufge-nommen wurden. Begüterte und wohlhabende, allenfalls adlige Geisteskranke mochten nämlich eine Ausnahme bilden, mussten sich jedoch ruhig, gottes-fürchtig, nüchtern und friedsam benehmen und durften keinesfalls aggressiv oder streitlustig auftreten. Manch Begüterten unter ihnen wurde ein kräftiger ‚Beistand' zur Seite gestellt, der ihr Tun überwachte und allenfalls eingriff, wenn eine kräftige Männerhand nötig wurde.

Kam bei einem Kranken der Verdacht auf, er leide beispielsweise an der Lepra, so kam ein Arzt vorbei und ein Tribunal (zusammengesetzt aus dem Arzt und Stadtratsmitgliedern) urteilte im Sinne einer Bestätigung, Leprakrank zu sein. Durch dieses Verdikt wurden die Betroffenen aus dem Bürgerspital ausgewiesen und in ein Siechenhaus überführt. Das Urteil war hart, kam man doch im Siechenhaus mit weiteren Erkrankten in Berührung und musste sofort auf sich aufmerksam machen, wenn Gesunde sich näherten.

Die Pflege der Kranken übernahm die Familie, sofern eine vorhanden war. Die Spitalmeistersfrau sowie Dienstmägde sorgten nur um das leibliche Wohl, nicht um die Pflege selbst. Eine Krankenpflege wie im heutigen Sinne gab es damals noch nicht. Nicht einmal einen Arzt gab es im Spital nicht. Falls nötig wurde ein Wundarzt hergerufen: Scherer, Bader, Steinschneider, Starstecher. Zur Anwendung gelangten die Vorstellungen der Vier-Säfte-Lehre, das Schröpfen, der Aderlass, die Kräutertherapie, Bewegung und Gebet.

Während sich also diese bürgerlich fundierten Spitäler sich der Armen, Alten und Kranken annahmen, wurden gleichzeitig auch Hospitäler und Einrichtungen gebaut, die anderen ‚Klienten' angepasst waren: Siechenhäuser, Leprosorien und auch erste Einrichtungen für Wahnsinnige und Verrückte.

Solche Bauten entstanden in weiten Teilen Europas gemeinsam ungefähr ab dem 12. Jahrhundert meist in den grösseren Städten des Mittelalters und um diese herum. Je nach ihrem Zweck und Sprachregion hiessen sie Leprosorien, Maladeries, Meselleries (Leprosenstation für Arme), Lazaretti, Siechenhäuser, Gutleutehäuser, Dorenkisten.

Wenn auch ein genaues Anfangsdatum von Bauten für Psychischkranke schwierig auszumachen ist, schliesslich waren die Tore eines Asklepeion bereits weit vor der christlichen Zeitrechnung auch für psychische Krankheitsbilder offen, so baute man um das 12. Jahrhundert, vorwiegend im muslimischen Einflussbereich, spezielle Einrichtungen für die Irren, in Granada (Spanien), in Kairo und Damaskus. Völker muslimischen Glaubens waren offenbar die ersten, die sich speziell den Irren, Verrückten und Wahnsinnigen in besonderer Hingabe und Pflege - auf Grund ihres religionsbedingten Wohlwollens - annahmen und ihnen Bauten zur Verfügung stellten, in denen sie Aufnahme, Unterkunft und Therapie fanden.

Man kannte in Europa um diese Zeit sog. ‚Dorenkisten'. Solche Bauwerke gab es in Rostock (1355), Hamburg (1376), Braunschweig um 1400, Lüneburg (1426), Hildesheim (1428) und Lübeck (1476), aber auch in Frankreich, Österreich, Spanien, Holland, Italien, ja eigentlich im gesamten Europa. Diese **Doren-, Toll- oder Dullenkisten** waren eigentliche Bauten aus Backsteinen und Dachziegeln und standen jeweils vor den Stadttoren grösserer Städte, also ausserhalb des eigentlichen Stadtgebietes aber nahe an dieses angrenzend. Es waren vergitterte ‚Kisten', in denen die Irren eingesperrt und gefangen gehalten wurden und für längere Zeiten darin dahin vegetierten. Das Wort ‚Kiste' ist übrigens noch heute weit verbreitet und üblich, wenn es um die Einsperrung von Rechtsbrechern geht, die man in Gefängnisse und Zuchthäuser verbringt oder in die ‚Kiste' müssen.

Diese Dorenkisten wurden vermutlich deswegen in die Nähe der Stadttore gebaut, damit sich die in ihnen eingeschlossenen Verrückten an diesen exponierten Lagen, an denen ja viele Menschen, Einheimische wie Durchreisende vorbei mussten, um in die Stadt oder aus der Stadt zu kommen, ihren eigenen Lebensunterhalt erbetteln konnten. Man stellte sie aber auch der Schande und Sündhaftigkeit aus. Dass man sie an die Stadttore stellte, beweist ihre Aus- und Absonderung von der Gesellschaft. Diese Aussonderung geschah im 19. Jahrhundert genau so, als man die grossen Psychiatrischen Bauten exakt an den Stadtgrenzen erbaute.

Es steckte mit Sicherheit auch eine nichtvöllig zufällige Absicht dahinter, dass die Stadtregierungen ihre ‚Idioten und Verrückten' exakt und ausgerechnet derart exponiert an stark frequentierten Orte in diese einsehbaren Dorenkisten stellte, wo jedermann sie, tagsüber beim Vorbeigehen begaffen und schmähen konnte. Vielleicht stellte man sie deshalb so sichtbar vor die Stadttore, damit alle Vorbeigehenden an ihnen ein Beispiel nehmen mussten, was mit ungläubigen und gotteslästernden und von einem Dämon besessenen Verrückten geschah, die sich von Gott und der Kirche abgewandt hatten, als sie es zuliessen, dass ein Dämon oder der Teufel von ihren Körpern Besitz nahm.

Möglicherweise gab es schwerstgestörte Verrückte, die mit ihren Auffälligkeiten unfreiwillig eine gewisse Schau und Anziehung in ihren Dollkisten boten und dann von den Vorbeiziehenden gehänselt, bespottet, bekreuzigt aber vielleicht hin und wieder auch mit Kleidung oder Nahrung bedacht wurden.

Man weiss, dass diese Kranken in ihren Dorenkisten von den Städten unterstützt wurden. Aufzeichnungen belegen dies. In den heute noch vorhandenen Stadtkämmereirechnungen jedenfalls wurden jedes Jahr Beträge vermerkt, die aufgewendet wurden für Kleidung und Nahrung und Reinigung dieser in den Dorenkisten lebenden Schizophrenen, Depressiven und Epileptikern. Nebst Nahrung und Kleidung wurden die Kisten auch regelmässig gesäubert und mit frischem Stroh versehen, wie den Rechnungen zu entnehmen ist, die der Stadtkämmerei gestellt wurden. Ebenso erscheinen in städtischen Bauamtsrechnungen Aufwendungen für Arbeiten von Maurer- und Zimmerleuten für diese städtischen Tollkisten. (z. B. Bauamtsrechnungen und Kämmereirechnungen der Stadt Lüneburg für die Jahre um 1450).

Die Vorstellung, dass solche Toll- oder Dorenkisten vor die Stadtmauern gebaut wurden, um sie von der Stadtbevölkerung fernzuhalten, sie also aus der menschlichen Gemeinschaft auszuschliessen, ist keineswegs abwegig. Auch ein Bestrafungscharakter, der sich im Ausstellen dieser Verrückten andeutet, ist nicht gänzlich von der Hand zu weisen.

Zudem wusste man nicht, wie mit diesen Irren umzugehen war. Man hatte noch keine humane medizinische Erklärung für verrücktes und irrsinniges Verhalten dieser Menschen, war therapeutisch vollkommen machtlos, unfähig ihnen auf richtige und angemessene Art und Weise menschlich zu begegnen. Die Humoralpathologie versagte, genau so wie die Kräutermedizin und die Therapien durch Aderlass und Schröpfen, die Diätetik, wie auch die Behandlung mit Wasser, Wärme oder durch das Wort Gottes. Nichts half den Geisteskranken wirklich.

Sie in einem gewissen Sinne als Unheilbar, als Aussätzige zu betrachten, als mit eigener Schuld beladen (Gottesfrevel), als ansteckende Kranke, kann man sich angesichts des im Mittelalter virulent um sich greifenden Aberglaubens gut vorstellen.

Man könnte diese städtischen Tollkisten, die wie richtige Häuser gebaut waren, als die ersten eigentlichen psychiatrischen Irrenanstalten (Aussonderungsanstalten, Verwahrungshäuser) bezeichnen. Es waren jedoch eher Irrengefängnisse, die nur der Verwahrung und Aussonderung dienten und ohne jegliches humanes Antlitz funktionierten.

Im Gegensatz zu den (festgebauten) Dorenkisten in der Nähe von Stadttoren gab es da aber noch die eigentlichen **Narrenkäfige**. Auch in sie wurden die Doren gesperrt. Diese muss man sich als aus Holz und Gitterstäben gebaute Verhaue vorstellen. Diesen Narrenkäfige (fahrbar, gebaut aus Holz und Gitter) waren eine Art von kubusförmigen Gitterverschlägen. Sie dienten den Stadtbehörden, um Schandstrafen und kleinere Vergehen z. B. von zänkischen Frauen, Trunkenbolden, Unzüchtigen, Nachtruhestörern, Dieben, Gotteslästerern und auch Geisteskranken zu sühnen.

Diese fahrbaren Käfige oder Gittergehege wurden auf Marktplätze gestellt oder vor Amtsgebäude, um die darin gefangenen Personen, die in diesen Käfigen eine Untat oder Unart verbüssten, dem Spott und der Schadenfreude der Bevölkerung auszusetzen. Die Untaten, die sie begangen hatten, wurden bekannt gegeben. Nach einer gewissen, eher kürzeren Bloßstellzeit wurden diese zur Schau gestellten Leute, die keineswegs nur Verrückte waren, dann wieder freigelassen. Der spottenden Bevölkerung war erlaubt, diese zur Schau Gestellten zu hänseln und zu necken und sie beispielsweise mit Hühnerdreck, Hunde- und Schweinekot, Speichel und Urin und dergleichen einzudecken.

Dann gab es auch noch die **Betzenkämmerchen** (oft im Rathaus gebaute und teils öffentlich einsehbare Kammern). Manchmal waren solche bebaut in Kellern von Schulgebäuden. Sie hatten bereits stärkeren Strafcharakter, denn darin konnte man Fehlbare auch für eine längere Zeit einschliessen.

In Narrenkäfige auf öffentlichen Plätzen, resp. in die Betzenkämmerchen oder ins Hundsloch kamen Delinquenten, welche eher eine leichtere, aber **unvernünftige Handlung oder Straftat** begangen hatten und jetzt diszipliniert werden sollten. Es handelte sich um ein anderes Klientel, als sich in den Dorenkisten bei den Stadttoren befand. Dieses Klientel machte sich also der Trunkenheit schuldig, der Randale, der Landstreicherei, des Einbruchs, der Räuberei, der (leichteren) Vergewaltigung oder Unzucht, der nächtlichen Ruhestörung oder des Diebstahls.

Die Narrenkäfige dienten eher der kurzfristigen Zurschaustellung der darin sich befindenden Personen, weniger der längeren Gefangenhaltung während einer Gerichtsuntersuchung oder nach einer Gerichtsverurteilung. Diese Zurschaustellung diente der Entblössung und Erniedrigung dieser Personen, die sich also einer eher kleinen oder leichten Straftat schuldig gemacht hatten und im Wissen des Bürgermeisters auf diese schmähliche Art und Weise bestraft wurden.

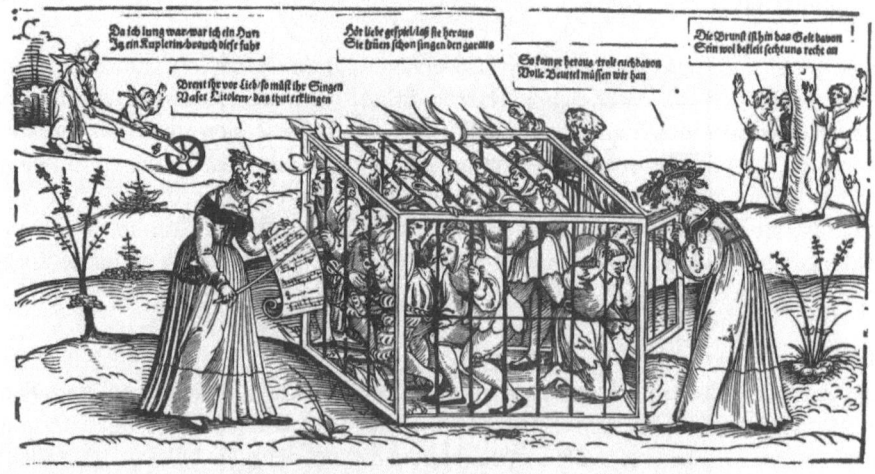

Narrenkäfig Bild: Erhard Schön, Kupferstich-Kabinett, um 1550, Germanisches Nationalmuseum Nürnberg.

Immer wieder jedoch wurden auch Geisteskranke wegen unvernünftigen Handelns darin geschmäht und diszipliniert und für einige Stunden auf dem Marktplatz öffentlich blossgestellt. Sie verstiessen, bedingt durch ihre Geisteskrankheit, oft gegen den ortsüblichen sozialreligiösen Verhaltenskodex.

Mag sein, dass ein solcher Geisteskranker zuerst einige Male mit den Narrenkäfigen oder Betzenkämmerchen Bekanntschaft machte, bevor er nach wiederholten Handlungen der Unvernunft und wegen mehrmaligen Übertretens des Verhaltenskodexes endgültig in die für ihn infrage kommende Dorenkiste vor die Stadttore versenkt wurde.

Leprosorien (Siechenhäusern, Prestenhäuser) wurden von Städten gebaut oder als solche übernommen. Sie waren eine Sonderform des Spitals. An der Lepra (oder Pest) erkrankte Aussätzige wurden nach einer Lepraschau in solche Siechenhäuser eingewiesen, falls man sie als Leprakrank erklärte. Die Lepraschau wurde von einem Arzt (Wundheiler, Scherer, Barbier, Bader) zusammen mit Abgeordneten der Stadt vorgenommen. Man betitelte die an Lepra Erkrankten als ‚Sondersiech'. In den Leprosorien regelten strenge Hausordnungen das Zusammenleben dieser zwangseingewiesenen an der Lepra erkrankten Menschen.

Verstösse gegen die Hausordnung wurden hart bestraft. Auch das Betteln wurde eng geregelt. Den Aussätzigen und Leprösen wurde an bestimmten Tagen und Zeiten erlaubt an bestimmen Plätzen der Stadt zu betteln, meist vor den Kirchen. Hin und wieder erhielten sie eine Sonderspeisung aus karitativen Geldtöpfen. Ansonsten funktionierten viele Leprosenhäuser autark, sie hatten sich selbst zu versorgen. Ein Aufenthalt konnte über viele Jahre erfolgen, was bedeutete, dass die Leprakranken teils überlebten, jedoch durch den Aussatz körperlich stark entstellt worden waren.

In solchen den Leprakranken erbauten Einrichtungen mussten die angesteckten anfänglich besondere Kleider tragen, häufig auch Hörner, Schellen und Klappern betätigen, um Fremde und Gesunde vor ihrer Anwesenheit zu warnen.

Monastische Medizin:
Klostermedizin, Mönchsmedizin
Scholastische Medizin :
Schulmedizin, wissenschaftlich-
beweisführende Medizin

In Zeiten von Lepra und Pest kamen vorwiegend die an dieser Krankheit angesteckten Menschen in solchen Häusern unter. Diese Aussätzigen bildeten also einen gewichtigen Grund für den Bau krankenspezifischer Häuser, insbesondere die hohe Ansteckungsgefahr, die von ihnen ausging. Man wollte deswegen die Kranken aus der Gesellschaft isolieren, damit die Krankheit möglichst eingedämmt und isoliert werden konnte. Die Lepra und die Pest kam immer wieder in Wellen daher und eine solche Lepraepidemie ereignete sich in Europa im Laufe des 13. Jahrhunderts.

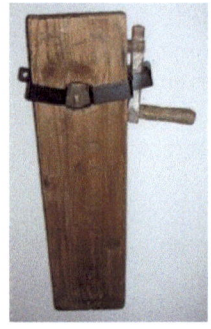

So entstanden in einigen Teilen Europas ungefähr gleichzeitig solche Siechenhäuser. Sie wurden vorwiegend am Rande von damals aufstrebenden Städten gebaut, um die Kranken von der übrigen Bevölkerung fern zu halten. Das Aufkommen dieser Leprosorenhäuser kann man heute aus Urkunden erschliessen, die sich in Klöstern oder Bischofssitzen finden.

Lepra-Ratsche
Bild: Wikipedia.org

Siechenpfleger wurden angestellt, die jedoch nicht viel zu pflegen, sondern eher zu verwalten hatten. Als irgendwann die Isolationspraxis Wirkung zeigte, die Leprawelle sich zurück dämmte, konnten dann auch andere Kranke und Bedürftige in diese speziellen Häuser aufgenommen werden. Damit wandelte sich das einstige Siechenhaus oder Leprosorium um zu einem Irrenhaus oder auch Armenhaus.

Wenn man später auch Verrückte darin unterbrachte, geschah dies aus der Überlegung, diese auffälligen Irren aus dem gesellschaftlichen Leben auszu-schliessen. Man war gewillt, ihr Anblick aus der Gesellschaft zu entfernen, weil diese Verrückten das Alltagsleben störten. Zudem hielt man sie ja ebenfalls für unheilbar krank, wie die an Pest oder Lepra erkrankten Menschen.

Man wollte den Besuchern einer Stadt den Anschein eines gesunden, normalen

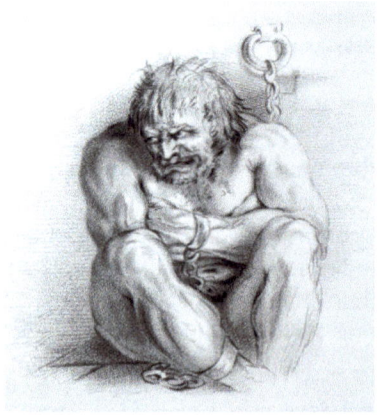

Stadtlebens zeigen, in denen die Marotten und komischen Verhaltensweisen der Geistes-kranken keinen Platz fanden, gleich wie man die Leprakranken aus dem Stadtbild hatte entfernen lassen.

Bild: Charles Bell, The Maniac.

Die Verrückten wie die Leprösen störten innerhalb der Gesellschaft. Dass die heutigen Irrenanstalten oft ausserhalb von Städten lie-gen oder wenigstens damals noch lagen, hatte damit zu tun. Sie störten und mussten aus dem Blickfeld. Waren sie nur leicht verrückt und verhielten sie sich ruhig, wurden sie in solche Spital- und Fürsorgebauten verbracht, in denen neben ihnen auch andere Kranke Aufnahme fanden. Geisteskranke aber mit schweren Störungen wurden nicht gerne in diese ‚Irren- oder ehemaligen Siechenhäuser‘ aufgenommen, sie hätten dort auch keinerlei medizinische Hilfe durch Ärzte erhalten. Man wusste damals noch nicht, wie man diesen psychisch kranken Menschen hätte helfen können. Zudem steckte in ihnen auch der Teufel oder sonst ein Dämon. Vorsicht war also geboten.

Schwer Gestörte und Tobende wurden vor die Mauern der Stadt gebracht, ausserhalb oder im Ring der Stadtmauer quasi ausgesetzt und nur mit spärlichen Mahlzeiten am Leben erhalten. Sie wurden in unbenutzte Türme der Stadtmauern gesperrt und dort wie Tiere gefangen gehalten und in ihnen zudem in enge und dunkle Zellen oder Käfige gesteckt.

Manche dieser Stadttürme, von denen es in grösseren Städten oft mehrere gab, hatten ihre alte Wehrfunktion verloren oder wurden in friedlicheren Zeiten nicht gebraucht. Da war es den Stadtregierungen recht und billig, sie an Private zu vermieten, die dort ein verrücktes Familienmitglied unterbringen wollten, weil sie die gesellschaftliche Ordnung dieser Familie störten. Sie wurden in solchen zweckentfremdeten Stadttürmen eingekerkert, in Eisen gelegt, falls dies nötig wurde und in ausbruchsichere Verschläge gesteckt, die kaum Licht und Frischluft hatten. Ihr weiteres Leben verbrachten sie auf ausgelegtem Stroh.

Manche Türme boten Aufnahme für mehrere Toren, teils bis zu einem halben Dutzend oder mehr. Andere Familien konnten sich sozusagen in diese Türme ebenfalls einmieten und auch ihre Tollen dorthin aussondern und unterbringen. Sie wurden in der Regel von ihrer Stammfamilie versorgt, unterlagen aber kaum einer städtischen oder kirchlichen Kontrolle. Diese Internierten waren vollkommen entrechtet.

Sie lebten im Grunde genommen wie Gefangene und Schwerverbrecher ohne weltlichen (aber umsomehr kirchlichen) Schuldspruch und viele von ihnen wurden bis an ihr Lebensende an Ketten gelegt, falls ihre Unruhe oder Gefährlichkeit es gebot. Sie lebten ohne jede (christliche) Würde und wurden von den Mitmenschen teils auch aus Angst (vor dem Teufel und vor Dämonen) gemieden. Manche steckte man zur Belustigung und allgemeinen Erheiterung der Gaffer in vergitterten Käfigen zur Schau, stellte sie also gerne der Öffentlichkeit aus, zum Beispiel auf Marktplätzen, wo sie vom Volkspöbel begafft, bespukt, ausgelacht und gehänselt werden durften. Sie waren Mahnmale der Sünde und des Frevels.

Manche dieser Verrückten wehrten sich gegen diese (christlichen) Schmähungen und bespritzen die, die ihnen zu nahe kamen, mit ihrem Urin oder warfen ihnen ihren Kot nach. Symbolisch gesehen flog der Urin und der Kot eher auf das Christentum als auf die durch die Kirchenlehre manipulierten Gläubigen. Es blieb den Verrückten keine andere Wahl, als sich auf diese Art und Weise zu wehren und diese himmelschreiende unchristliche Ungerechtigkeit, die ihnen widerfuhr, auf diese unsaubere Weise kundzutun. Die Kirche jedenfalls nahm sich der Psychischkranken während des Mittelalters nicht speziell an. Die Impulse der scholastischen Medizin kamen denn auch keineswegs von der sakralen und theologischen Seite, sondern von der weltlich-säkularen, bürgerlichen Seite.

Von der weltlich-säkularen, bürgerlichen Seite her mochten neue Impulse für die Ätiologie und Therapie der psychischen Krankheiten aber erst in die Wissenschaften eingeflossen sein, nachdem die **Reformation** – durch einen Luther und Zwingli gefördert – die Kirche und ihre schier allumfassende Macht zweigeteilt und zerbrochen hatte. Es ist nicht auszudenken, wie sich die psychiatrische Wissenschaft weiter entwickelt hätte, wäre sie bis heute massgebend unter dem Einfluss der christlichen Kirche und des Glaubens geblieben.

Die neue aufkeimende Wissenschaftlichkeit der kommenden Jahrhunderte musste sich erst von ihrer sakralen Abhängigkeit loslösen. Eine neue, weltliche Machtordnung musste die suppressive Kirchendominanz brechen und diese kam zaghaft im Kleide der Reformation daher. So gesehen spielte die Reformationszeit eine erste wichtige Rolle bezüglich des Umdenkens in Angelegenheiten geistiger Krankheit. Allerdings wurden die alten Autoritäten dann erst im 17. Jahrhundert überwunden.

So mochte die Reformation noch weitere mittelalterliche Überbleibsel attackiert haben. Als Abschluss dieses Kapitels über das Mittelalter möchte ich stichwortartig eingehen auf einige **Krankheits- und Therapiekonzepte** in einem kurzen Überblick.

Humoralpathologie

Die Humoralpathologie des Galen bestimmte das gesamte mittelalterliche Diagnostik-, Krankheits- und Therapiekonzept. Die Kirche akzeptierte Galen weitgehend, der sich auf Hippokrates berief.

Stichworte der Humoralpathologie:

- Säftelehre (Blut, Schleim, gelbe Galle, schwarze Galle)
- Charakterlehre (Choleriker, Melancholiker, Sanguiniker und Phlegmatiker)
- Pneumalehre (pneuma zootikon, pneuma psychikon)
- Entzündungslehre (dolor, calor, rubor et tumor) als Schmerz, Hitze, Rötung und Schwellung.
- Blutentstehungs- und Blutbewegungslehre (Leber, Arterien und Venen)
- Digestionslehre (Verdauungslehre, Magen und Leber sowie körperperiphere Organe wie Schweiss)
- Diagnostik (Pulslehre, Uroskopie als Chirurgieersatz)
- Therapie (Aderlass, Schröpfen, Abführen, Erbrechen, Niesen,)

Diätetik

Nebst Vorschriften zur reinen täglichen Ernährung kümmerte sich die Diätetik vor allem um die rechte Lebensführung. Sie wird bereits von Hippokrates erwähnt und von Galen wieder aufgenommen und weiter entwickelt. Sie war Gleichmass und göttliche Ordnung zugleich und bezog sich auf sechs **Res non naturales** (sechs nicht natürliche Dinge). Es ist quasi ein hippokratisch-galenisches Salutogenese-Konzept, welches sich auf sechs Grundbegebenheiten resp. sechs fundamentale Lebensbereiche berief:

- Luft und Licht *(aer)*
- Speise und Trank *(cibus et potus)*
- Bewegung/Arbeit und Ruhe *(motus et quies)*
- Schlaf(en) und Wachen/Wachsein *(somnus et vigilia)*
- Absonderungen und Ausscheidungen *(secreta et excreta)* bzw. *(repletio et evacuatio)* als (Aufnahme und Ausscheidung)
- Anregung des Gemüts (Gemütsbewegungen) *(affectus animi)*

Aus: Wikipedia, Geschichte der Diätetik

Die galensche Diätetik des Mittelalters hatte durchaus eine beeindruckende Richtigkeit und vorausschauende therapeutische Gesamtheitlichkeit, von der man noch heute ausgehen kann. Die Diätetik bezog sich auf die gesamte Lebensführung und auf den Zusammenhang von Krankheit und Gesundheit. Sie war die damalige Lehre der Ausgewogenheit und bezog sich auf Wachen und Schlafen, Arbeiten und Ruhen, Essen und Trinken und streckte ihre Fühler aus bis ins Liebesleben oder auf die diesbezügliche Enthaltsamkeit.

Anfangs des 20. Jahrhunderts blühte dieser ganzheitliche Gedanken auf dem tessinischen **Monte Verità** quasi nochmals auf, als sich Lebensreformer, Pazifisten, Anarchisten, Künstler und Schriftsteller und Anhänger von unterschiedlichsten alternativen Bewegungen auf den Weg dorthin machten, um möglichst natur- und sonnennah ein gesundes Leben bei strenger Diät – Freikörperkultur - zu vollziehen.

Man lebte sonnen- und lichtnah, teils gänzlich nackt, achtete auf einen tagesangepassten Schlaf- und Wachrhythmus und regte das Gemüt an durch verschiedene musikalische Anlässe und theatralische Vorführungen. Selbstverständlich fehlten auch die Überlegungen zur Ausscheidung und Entschlackung nicht, denn man führte sich durchaus auch gerne und naturnah ab.

Signaturenlehre

Die Lehre von den Zeichen der Natur weist auf Merkmale, Ähnlichkeiten, Verwandtschaften und innere Zusammenhänge hin. (Signum=Zeichen) Man könnte sie auch als Analogie- oder Entsprechungslehre bezeichnen. Die Lehre beruht auf dem eigenen Glauben und auf Beobachtung der Natur. Man zog fantasiereiche Rückschlüsse auf Grund von Farbe, Form, Aussehen, Geschmack, Geruch und weiterer Merkmale einer Pflanze (Stein, Baum etc.) auf die inneren Qualitäten und Kräfte dieser Pflanzen oder Stoffe.

Der Glaube bestand darin, dass viele Pflanzen (Steine etc.) uns Menschen (und Tieren) Signale senden oder Hinweise zukommen lassen. Hinweise auf Wirkstoffe oder therapeutische Anwendungen, die in ihnen wirken sollen, aber auch Hinweise auf Krankheiten und ihre Behandlungen, auf Organe und Körperteile.

Die grosse Bedeutung der Signaturenlehre bestand in der Pflanzenheilkunde. Die Pflanze gab (gemäss Signaturenlehre) von sich aus ein Signal, einen Hinweis, wie ihre inneliegenden, innewohnenden Heilkräfte für Therapiezwecke zu verwenden seien.

Wie die Signaturenlehre sich vorweidend auf das Pflanzenreich oder auf die Steinheilkunde bezog, kannte der Mensch auch die **Physiognomik** als Analogielehre. Er deutete den menschlichen Körper, vorzugsweise das Gesicht (Form, Ausdruck etc.) und zog Rückschlüsse auf die innewohnende Psyche.

Die Signaturenlehre ist für die Einen eine eindeutige Irrlehre, weil sie modernen wissenschaftlichen Analysemethoden nicht standhalten kann, für die Anderen ein bewiesener Erkenntnisweg, weil nach ihr die Natur ein perfektes Abbild der kosmischen Ordnung ist. Auch hier spielt der Glaube des Menschen wieder einmal eine entscheidende Rolle. Die Signaturlehre ist daher eine Glaubenslehre und ihr Fundament bildet eine Annahme. Dieser Glaube (die Annahme) jedoch mutierte schnell zu einer Gewissheit. Dies ist für jede Esoterik entscheidend.

Es ist noch heute sicherlich der Glaube an sich, der die menschlichen Geister scheiden lässt! Wer nichts weiss, muss glauben. Gefährlich wird es immer dann, wenn Glaube zur Gewissheit wird.

Die Signaturenlehre findet Anwendung, wenn einige psychisch Kranke Probleme bei der Verarbeitung von Begebenheiten innerhalb ihres Lebensvollzuges haben, beispielsweise bei optischen oder akustischen Erlebnissen (Täuschungen). Ein gutes Stück Signatur(lehre) steckt beispielsweise in überwertigen Vorstellungen (überwertige oder fixe Idee) oder innerhalb von Wahnideen (Verarmungswahn, religiöser Wahn etc.).

Astrologische und religiöse Konzepte
Der Aderlass, aber auch andere ausleitende Verfahren hatten unbedingt astrologischen, mathematischen und religiösen Konzepten zu folgen. Dies kam innerhalb der sogenannten **Iatroastrologie** zum Ausdruck resp. zur Anwendung (Iatro= griech. Arzt). Daraus entsprang die Astromedizin. Iatrogen meint, durch einen Arzt verursacht, von einem Arzt erzeugt.

Ausgehend von der Annahme (Glauben), dass die Gestirne und die Planeten Einfluss auf den menschlichen Organismus sowie auf die gesamte übrige Natur hätten, führte man medizinische Interventionen auf einen (zeitlichen) Einfluss der Gestirne zurück. Gestirnskonstellationen und Planeten, so die Meinung, hätten Einfluss auf das Schicksal und den Charakter des Menschen und somit auch auf den menschlichen Körper und dessen Gesundheits- und Krankheitszustand.

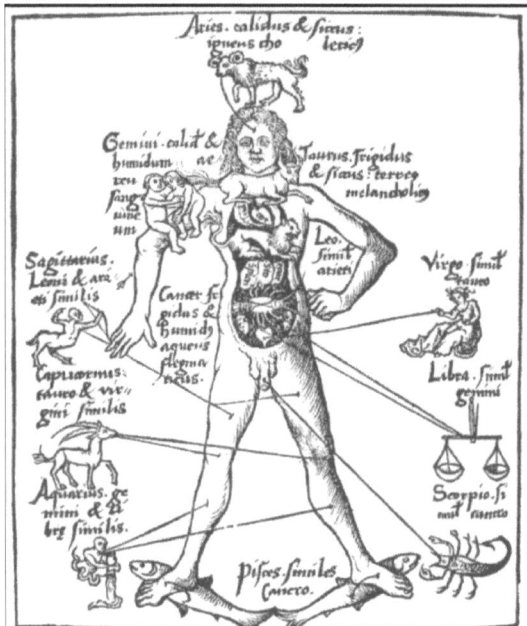

So bezog sich die Säftelehre der Humoralpathologie ebenfalls auf die Beeinflussung durch die Gestirne. Die astrologischen Gestirnskonstellationen waren, so die damalige Meinung, wesentlich verantwortlich für die Entstehung von Krankheiten und somit – im Umkehrschluss – auch mitentscheidend für den Heilungs- und Genesungsprozess. So konnte der Aderlass nur zu günstigen und die Gesundheit förderlichen Zeiten durchgeführt werden. Planeten und Sternzeichen mussten dem Aderlass entsprechend positiv gegenüberstehen.

Zur genauen Datierung von möglichen Aderlässen zog man die Iatromathematik ebenso bei wie die Iatroastrologie. Zu gewissen Zeiten durfte man nicht zu Ader lassen, weil nach iatromathematischen Berechnungen die Zeit nicht im Einklang mit den Kräften des Kosmos und daher nutzlos und unwirksam war. Zu gewissen Zeit war also ein Aderlass kontraindiziert, quasi schädlich.

Trennung von Chirurgie und innerer Medizin

In der Medizingeschichte der lateinisch-westlichen Welt ist die Trennung von Chirurgie und innerer Medizin die fatalste Einflussnahme, die die christliche Kirche durch einen Konzilsbeschluss ausübte. Für die Entwicklung des Medizinwissens war der Beschluss des IV. Laterankonzils (1215 n. Chr.), der jeden chirurgischen Eingriff durch Kleriker verbot, verheerend.

Das Operationsverbot zerstörte die Einheit von Chirurgie und inneren Medizin. Die Chirurgie wurde dadurch der Hochschulmedizin entrissen, von ihr abgespalten und als Handwerk den ‚quacksalbernden' Badern, Steinschneidern und Starstechern übergeben. Der Chirurgie wurde hierdurch der Zutritt zu universitären Institutionen verwehrt, mit entsprechenden Folgen für die Entwicklung der Medizin. Umgekehrt könnte man sagen, dass die Chirurgie in ‚weltlichere' also profanere Hände gegeben wurde.

Im besagten Laterankonzil umschrieb der **Canon 18** das Verbot der klerikalen Chirurgie. (Canon = Maßstab, Richtschnur, festgesetzte Ordnung). Es geht um das kanonische (katholische) Kirchenrecht, sinnverwandt mit dem weltlichen Recht der Paragrafen oder Artikel. Ein Canon war also eine verbindliche Glaubensaussage der Katholischen Kirche.

Im 18. Canon ist auch die Rede davon, dass kein Kleriker eine Todesstrafe aussprechen und auch keine solche selber vollstrecken darf. Er darf nicht einmal bei einer Hinrichtung zugegen sein. Zudem darf er auch nicht als Richter fungieren.

Wichtig ist der Abschnitt über das **Operationsverbot**. Kein Priester (Diakon) darf eine Operation mittels Verbrennungen (Kauterisation, kochendes Wasser) oder Schneiden (Chirurgische OP's) durchführen. Der Priester übt keine Operationskunst mehr aus, sondern überlässt dieses Handwerk den Laien (Badern, Starstechern, Steinschneidern).

Der Veitstanz

Bereits bei **Sophokles** (497 – 406 v. Chr.), einem griechischen Tragödiendichter der Zeit der Griechischen Klassik, findet sich bei seinem Werk ‚Elektra'(413 v. Chr.) ein Hinweis auf den Veitstanz. Elektra, die Tochter des Agamemnon trauert stark um ihren ermordeten Vater, der vom Liebhaber der Mutter und Ehefrau Agamemnons, getötet worden war. Sie wirft ihrer Mutter vor, Agamemnon nur getötet zu haben, damit sie ihre Liebschaft aufrechterhalten könne. Die Mutter wiederum empfindet keinerlei Reue wegen der Tötung ihres Ehemannes und behauptet, dass dieser, Elektras Vater, den Tod verdient habe, weil er seinerzeit im Trojanischen Krieg die Schwester Elektras (Iphigenie) dem Altar des Artemis (Göttin der Jagd, Kriegsgöttin) geopfert habe.

Elektra verliert daraufhin allen Lebensmut und möchte lieber sterben, als weiter bei ihrer verhassten Mutter zu sein. Sie empfindet keinen Lebenssinn mehr, die Welt von einst war ihre einzige Daseinsberechtigung gewesen. Sie sinnt auf Rache und verfällt gar in einen **Wahn**. Nachdem endlich ihre Mutter ermordet und damit ihre Tat gesühnt worden war, verfällt Elektra in eine Art ekstatische Entrückung, beginnt einen heftigen Triumphtanz und bricht später total erschöpft zusammen und stirbt.

Man könnte Elektras Reaktion auch als hysterische Reaktion, resp. als hysterischen Anfall interpretieren. Beschreibt jedoch im Text auch den Veitstanz.

Auch **Christian Reil** beschrieb in seinen Rhapsodien den Veitstanz: *‚Eben die vornehme Dame, von der ich oben gesagt habe, dass sie Tagelang einerley Worte aussprach , oder auf einem Fleck feststand, hatte zu andern Zeiten* **Anfälle des Veitstanzes,***wo sie Stundenlang mit unglaublicher Schnelligkeit herumhüpfte und an die Wände aufsprang. So erzählt Tulpius*) von einem Verrückten, der wie Quecksilber in ewiger Bewegung war, Tag und Nacht lief, bis er vor Schweiss zerfloss und nicht eher ruhte, als wenn ihn der Schlaf überwältigte.*

Die nemliche zwecklose Mobilität beobachtete Pinel an einem seiner Kranken. Dieser Mensch, klagt er, belästiget mich und andere mit seinem überschwänglichen Gewäsche. Wenn er in ein Zimmer kommt, so rückt und kehrt er alle Meubeln von der Stelle, befasst Tische und Stühle mit den Händen, hebt sie auf und schleppt sie von einem Ort zum andern, ohne dabey durch irgend einen festen Vorsatz geleitet zu werden. (Rhapsodien, S. 135)'

Ebenso beschreibt **Emil Kraepelin** in seinem berühmten Lehrbuch (Psychiatrie, ein Lehrbuch für Ärzte, II. Band, 1899): *‚In der Regel waren allerlei Eigenthümlichkeiten schon vor dem Auftreten der eigentlich **hysterischen Störungen** bei den Kranken bemerkt worden, Beschränktheit, selbst bis zum Schwachsinn, Eigensinn, Unstetigkeit, Schwatzhaftigkeit, Trägheit, Neigung zum Prahlen, Schwindeln, zum Deliriren bei geringem Fieber, übertriebene Frömmigkeit, namentlich aber grosse gemüthliche Reizbarkeit und häufiger, unvermittelter Stimmungswechsel. Vielfach waren einzelne körperliche Anzeichen vorausgegangen, Veitstanz, Schwindelanfälle, Schlafanfälle, Kopfschmerzen, Verlust der Sprache. (S. 508)‘*

Der **Veitstanz** oder **grosser Veitstanz** wurde später zu einer eigentlichen Krankheit: **Chorea Huntigton**, auch als Chorea major beschrieben. Diese Krankheit ist eine unheilbare erbliche Erkrankung des Gehirns mit typischerweise unwillkürlichen, unkoordinierten Bewegungen, wobei gleichzeitig ein schlaffer Muskeltonus festzustellen ist.

Eigentliche Veitstanz-Wellen ereigneten sich im Mittelalter, insbesondere im 14. und 15. Jahrhundert als eine Art epidemische Erscheinung. Man könnte es als psychogenes und massenhysterischen Phänomen beschreiben. Damals verfielen plötzlich viele Menschen in einen lange andauernden Tanz, schienen oft wie willenlos und tanzten und bewegten sich so lange, bis sie total erschöpft und teils auch verwundet zusammenbrachen. Man nannte damals diese Menschen ‚Dansatores, Chorisantes oder Chorisatores‘, wobei die letzteren Nennungen wohl die Diagnose des ‚Chorea‘ Huntingten erschufen. Der Veitstanz wurde damals auch als **Tanzwut** (*Epilepsia saltatoria*), **Tanzkrankheit**, **Tanzsucht**, **Tanzplage** resp. als **Tanzpest** beschrieben, eben auch als **Choreomanie**.

Die Bezeichnung Veitstanz bezieht sich auf den Namen eines der vierzehn Nothelfer, die man damals kannte, nämlich auf den ‚**Heiligen Veit**‘, resp. Sankt Vitus. Der Heilige Veit oder auch Sankt Vitus ist unter anderem der Schutzpatron der Tänzer und wird in Fällen von Krämpfen, bei Epilepsie und Tollwut, allgemein bei Nervenkrankheiten und eben auch beim Veitstanz angerufen.

Man schrieb das Jahr 1374, als das erste Mal von einer Tanzwut berichtet wurde. **Damals** *‚erhub sich Mitte des Sommers ein wunderlich Ding auf Erden und sunderlich in Teutschen Landen, auf dem Rhein und auf der Mosel, also dass Leut anhuben zu danzen und zu rasen...‘* (aus einer Limburger Chronik)

Spätere Auftreten der **Tanzpest** erfolgten in den Jahren 1463 und 1518. Offenbar hatten damals eigentliche **Tanzepidemien** zahlreiche Dörfer entlang des Rheins heimgesucht. Es waren stets begrenzte Gebiete im Rhein-Mosel-Maas-Raum. 1374 verbreitete sich die Tanzwut vom Oberrhein bis nach Belgien, 1463 dann im Eifelgebiet, resp. im elsässischen Obernai und 1518 ereignete sich ein relativ gut dokumentierter **Veitstanz in Strassburg.**

Die Plagen breiteten sich jeweils schnell aus. Die Tänze flauten erst einige Wochen später wieder ab und verschwanden dann so plötzlich, wie sie gekommen waren. Dabei wurde von Tanzwutvorfällen berichtet und zwar in eben diesen begrenzten Gebieten Westeuropas. Die Menschen tanzten so lange, bis sie in Ekstase fielen und dadurch in einen gefährlichen Zustand gerieten, weil die Tanzwütigen dann vor lauter und (unbemerkter) Erschöpfung zusammenbrachen und starben.

Auch im Jahre 1491 wurde von mehreren Nonnen in einen niederländischen Frauenkloster berichtet, die von angeblich teuflischen Kräften besessen gewesen seien. Sie rannten herum wie Hunde, schwangen sich wie Vögel von Baum zu Baum und einzelne hätten Schaum vor dem Mund gehabt, hätten geschrien und seien in heftige Krämpfe verfallen. Vielleicht wollten sie damit Busse vor Gott zeigen und erhofften sich eine bessere Lebenszukunft und die Abkehr von z. B. Hungersnöten oder epidemischen Krankheiten.

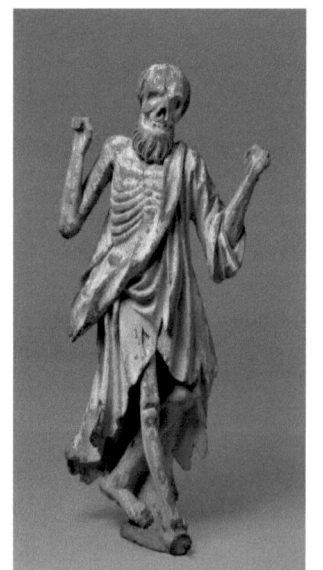

Damals kam es immer wieder vor, dass ein mit dem Mutterkornpilz verseuchtes Brot nach dessen Verzehr zu Vergiftungserscheinungen führte. In der Zeit zwischen dem 14. und 16. Jahrhundert gab es auch öfters Jahre mit grossen Missernten, die zu Hungersnöten führten, wobei es in diesen Zeiten tatsächlich vermehrt zu Mutterkornvergiftungen kam.

Mathieu Bertola, Holzskulptur ‚Tanzender Tod' um 1520,
Bild: Musées de Strasbourg

Das Mutterkorn, eine Verschimmelung des Getreides (Roggen), bildete das LSD-ähnliche Mutterkornalkaloid Ergotamin (**Ergotismus**). Dieses löst Wahnideen aus, führt zu starkem Zittern und heftigen Krämpfen und zu Wahrnehmungssensationen.

Bald vermuteten Wissenschaftler den Grund der Veitstanz-Ekstasen im Wirken dieses Mutterkornalkaloides. Die eigentlichen körperlichen und mentalen Reaktionen waren jedoch Krämpfe und Wahnvorstellungen und nicht tagelanges Tanzen. Zu den Vergiftungserscheinungen gesellten sich auch Bauchschmerzen und eine Unterbrechung der Blutversorgung der Extremitäten, was eine koordinierte Bewegung, wie sie beim Tanzen nötig wäre, praktisch verunmöglichte. Somit ist es unwahrscheinlich, dass nach einer entsprechenden Vergiftung durch das Mutterkorn über Tage hinweg getanzt wurde, wie dies beim Veitstanz geschah.

Immer wieder wurde auch kolportiert, dass ein Zusammenhang bestehe zwischen der Tanzwut und der Pest (Schwarzer Tod) der Jahre 1347-1350 oder anderen Pestepidemien. Aber auch diese Vermutung wurde wieder fallen gelassen.

Manche sahen eher einen Zusammenhang mit der Religion und dem Volksglauben der damaligen Zeit. Man dachte, Tanzwütige seien ‚Besessene' und der Veitstanz drücke Besessenheit aus und sei ein Produkt religiöser Exstase. Es mag sein, dass bestimmte Denkweisen, die im Glauben und Aberglauben verhaftet waren und diese bizarre Ereignisse begünstigten, dem Veitstanz Vorschub geleistet haben.

Dann wurde auch postuliert, dass der Veitstanz entstehen könnte aufgrund körperlicher Ursachen, etwa wegen Unterernährung, organischen Erkrankungen oder Seuchen. Auch die Einnahme halluzinogener pflanzliche Drogen (Nachtschattengewächse wie das Bilsenkraut, die Alraune und die Engelstrompete) kam in Frage. Diese Pflanzendrogen seien verantwortlich für das Zittern des Körpers, die Krämpfe und Zuckungen.

Schon früh kam bei der Ursachensuche des Veitstanzes auch die **Europäische Schwarze Witwe** ins Spiel, genauer die **Apulische Tarantel** (Lycosa tarentula), eine Spinne, deren Name sich von der Apulischen Stadt Tarent herleitete. Diese giftige Spinne, eine Tarantel, deren Biss zu unwillkürlichen neuromuskulären Entladungen führt und neben heftigen Schmerzen auch tagelang anhaltenden Muskelschmerzen auslösen kann, soll angeblich zum Veitstanz geführt haben.

Weitere Bißsymptome sind: Übelkeit, obszönes Verhalten, rasende Wut, Apathie und Erschöpfung. Diese sollen vorwiegend bei Frauen aufgetreten sein. Noch heute kennen wir das Sprichwort: ‚jemand sei wie von der Tarantel gestochen‘.

Der **Tarantismus** leitet sich vom Namen dieser Spinne ab und meint nichts anderes als die Krankheit des Veitstanzes. Beschrieben wird der Tarantismus als ein kultur-gebundenes Syndrom, welches über Jahrhunderte anhand eines Heilrituals behandelt worden sei. Und in diesem Heilritual, wie kann es anders sein, spielt die Musik eine besondere Rolle. Und diese Musik durfte nur von gesellschaftlich akzeptierten Musikern gespielt werden. Diese Heil-Musik, so Wissenschaftler, habe eine Beziehung zur Humoralpathologie.

In Süditalien heisst ein Volkstanz bezeichnenderweise daher auch ‚Tarantella‘. Er wird begleitet durch eine schnelle Musik. Letztendlich kommen auch kulturelle und religiöse Ursachen ins Spiel.

Sozio-kulturell, Sozio-psychisch: In neuerer Zeit verband man den mittel-alterlichen Veitstanz mit der **Massenpsychose resp. Massenhysterie**, einem **psychogenen Wahn**, die/der sozio-kulturell oder sozio-psychisch ausgelöst wurde. Gemeint ist eine Kollektivpsychose mit psychotischen Verhaltensweisen von Menschen in einer Massensituation, wie sie in der Neuzeit, z. B. bei Reden Hitlers oder Göbbels innerhalb einer emotional aufgebrachten Menschenmenge aufgetreten war. Die zuhörende und hell begeisterte Menschenmenge ist emotional sehr hoch aufgeladen, weil die Themen und Inhalte äusserst aufwühlend waren.

Ein vernunftgesteuertes Verhalten ist kaum mehr möglich, es wird ersetzt durch ein von Suggestionen und Redekunst induzierten, irrational-wahnhaften Über-zeugtsein mit entsprechenden Verhaltensäusserungen. Das **Ich** des Menschen wird unbewusst (suggestiv) gesteuert und erfährt eine Realitätsferne. Nebst der Politik kann auch die Religion solche massenpsychotischen Irrationalitäten er-zeugen. Wer schon einmal eine Predigt in bestimmten amerikanischen Staaten am eigenen Leibe miterleben konnte, weiss wovon die Rede ist.

Solche Massepsychosen kommen immer wieder vor: Bei Wahlveranstaltungen, Versammlungen wie z. B. in Fussballstadien, bei aufgeheizten politischen Demon-strationen, bei moralschweren, religiösen Zeremonien/Gesängen/Predigten, poli-tischen Ansprachen, in Schulen, Militärkasernen, in Armeen, bei grausamen Kriegshandlungen (Shell-Schock), Endzeit-Sekten (Sonnentempler etc.). In Schulen wur-de bei Mädchen auch das massenhafte Auftreten des Tourette-Syndroms beo-bachtet, beispielsweise bei Prüfungsdruck.

Massenpsychosen gehen oft auch einher mit Hyperventilation, Ohnmachten (Musikveranstaltungen) und auch dissoziativen Störungen (Entfremdung von Körperteilen). Allesamt benötigen Massenpsychosen enge Kontakte zu Anwesen-den, Betroffenen, Glaubensbrüdern etc.

Ein weiteres Beispiel für eine Massenpsychose, die allerdings über Jahrzehnte, ja sogar über ein ganzes Jahrhundert andauerte, war der Hexenwahn im Mittelalter.

Ein wichtiges Merkmal eine Massenhysterie (Massenpsychose) ist deren Bera-tungsresistenz. Alternative oder anderslautende Erklärungen oder Ansichten sind nicht akzeptiert, ja keineswegs erwünscht. Ein anderes wichtiges Merkmal könnte die menschliche Empathiefähigkeit sein, die viele Menschen körperlich und see-lisch mitleiden lässt. Spiegelneuronen lassen uns sogar Schmerzen nachemp-finden.

Religiös: In schweren Zeiten (Pest, Missernte, Hungersnot, Krieg), so dachte man religiös, seien die Menschen von Gott (ihrem Schützer und Ernährer) verlassen worden. Dies könnte ebenfalls in eine religiös-hysterische Reaktion geführt haben, die sich im ‚Verlorensein im Tanz' ausgedrückt habe. Der Tanz, resp. die Tanzwut ist als Nachvollzug des ‚zerstörten oder aus der Harmonie gefallenen' himmlischen Reigens nachvollziehbar. Den Tanz betrachtete man gleichzeitig als teuflische Versuchung und war so eine Bedrohung für das Seelenheil des ‚besessenen' Betroffenen.

Der Heilige Veit, der gerade im Elsass weit verbreitet und verehrt wurde, sollte eigentlich Nervenleiden heilen. Doch hier bewirkte er genau das Gegenteil. Weil die Menschen von damals, gebeutelt durch Armut, explodierenden Preisen für Nahrungsmittel und Energie, Ernteausfälle, Hungersnöte, eine weitum verbreitete Arbeitslosigkeit und winterlichen Kälteperioden vom rechten Glauben an den ‚lieben Gott' abgefallen seien, so wurde vielleicht kirchlicherseits behauptet, bestrafte der Heilige Veit sie (via Predigten in den Kirchen) nun mit diesem schrecklichen Nervenleiden, dem Veitstanz. Bekannt als Fluch des Heiligen Vitus.

So wie die ‚Mania' sei auch der ‚Veitstanz' ein durch Gott inspirierter Wahnsinn. Der Tanz sei ein Versuch, sich den ‚versperrten' Zugang zu den himmlischen Sphären wieder zu erlangen, der jedoch zumeist (im Tod) scheiterte. Gerade die beim Veitstanz auffälligen unfreiwilligen Tanzbewegungen, seien ein Zeichen der Gottverlassenheit und der Strafe. Kolportiert wurde, dass der Heilige Veit die vom Glauben abgefallenen, sündigen Menschen mit dem endlosen und tödlich verlaufenden Veitstanz bestrafe.

Immerhin kannte die Strassburger Tanzsucht religiöse Vorläufer.

Ekstase in Strassburg 1518 (Veitstanzspektakel in Strassburg)
Die Epidemie im Elsass dürfte in dieser Form und in diesem grösseren Ausmass eine der letzen gewesen sein. Man findet Berichte über das Geschehen in Todesurkunden, Aufzeichnungen von Ärzten, in Chroniken und auch in einigen Predigten, die erhalten geblieben sind. Auch aus Gegenden rund um den Rhein häuften sich die Berichte über diese eigenartige Tanzwut. Es gab aber schon frühere Belege zu Veitstänzen, etwa einem aus dem Jahr 1374, wo sich dasselbe Phänomen rund um Aachen ausgebreitet hatte und nach Köln und Flandern drang.

Womöglich waren es in Strassburg 1518 die unerträglichen Lebensbedingungen, die zum massenpsychotischen Veitstanz führten. In Europa begann just eine neue Pestwelle, die bis 1525 anhielt. Nicht zu vergessen ist, dass auch in anderen Teilen Europas, z. B. in Spanien die Pocken ebenfalls noch grassierten. Womöglich sahen sich viele Städter in ihrer Existenz bedroht.

Vielleicht waren anfänglich die Gemüter einiger religiöser Kirchgänger durch eine gewaltige, aufrüttelnde Münsterpredigt angeheizt worden, einer eindringlichen Mahnung eines Priesters in einem aufseherregenden, emotionalen Gottesdienst. Es kann auch sein, dass die Thesen Martin Luthers, die sich just im Elsass und besonders in Strassburg verbreitet hatten, die Menschen damals aufschreckten. Schliesslich rief Papst Leo X. das Jahr 1518 zu einem ausserordentlichen Heiligen Jahr aus.

Die Hintergründe des Ausbruches waren womöglich vielfältiger, als bloss eine religiöse Verunsicherung. Strassburg war weder der erste, noch der letzte Fall von Choreomanie im Spätmittelalter: aber er ist der am besten dokumentierte.

Während eines heissen Sommertages Mitte Juli des Jahres 1518 nämlich ereignete sich in Strassburg dieses bizarre Veitstanz-Spektakel. Vielen erschien die Tanzwut als etwas Unzüchtiges und Lasterhaftes. Erst tanzte anfänglich vielleicht nur ein einziger Mensch, gemäss **Paracelsus** eine Frau namens ‚Madame Troffea'. Schnell fiel sie anderen Menschen auf, schliesslich gehörte tanzendes Ausgelassensein eher in die Zeit der Fastnacht. Bald darauf tanzte nun mitten im Sommer bereits eine Handvoll Menschen in den Strassen der Stadt, Männer, Frauen und auch Kinder.

Aber Paracelsus Aussagen sind ungesichert: seine schamlos und frech tanzende Troffea war womöglich eine reine Erfindung von ihm, gemäss dem Historiker Georges Bischoff nur eine allegorische (sinnbildliche) Figur. Aber immerhin, die reine Ferndiagnose des Veitstanzes des Paracelsus interpretierte dieser als nicht religiöse bedingte, vielmehr als psychosomatische Geisteskrankheit. Dies markiere einen klaren Paradigmawechsel in der Medizingeschichte.

Paracelsus Verdienst also war, dass er den Veitstanz nicht humoralpathologisch interpretierte, quasi als Ergebnis kochender Säfte und überhitztem Blut (4-Säfte-Lehre) und auch nicht wegen ungünstiger astrologischer Konstellation. Und schon gar nicht wegen einem unheiligen Einfluss von bösgesinnten Dämonen. Er sah den Veitstanz an als eine natürliche, beherrschbare Krankheit.

Es seien vor allem Arme gewesen sein, Tagelöhner und Knechte. Dazwischen aber auch ehrbare Frauen und brave Kinder, die alle dem Ruf der Trommeln und Dudel-säcke folgten. Alles schien völlig grundlos begonnen zu haben, man tanzte ohne Pause durch, wälzte sich auf dem Boden oder vollführte immer wieder die wildes-ten Sprünge ohne aufzuhören, tagsüber und auch nachts. Die Angelegenheit schien sich immer mehr in einem hysterischen Sinne aufzuheizen. Möglicherweise dachten jedoch viele einfach an ein festliches Fröhlichsein.

Ehrbare, religiöse Bürger und Betroffene, verzweifelte Väter und Mütter jedoch, die ein Familienmitglied an diese Tanzwut verloren glaubten, gaben das dem Stadtschreiber von Strassburg, **Sebastian Brant**, dem Urheber des ‚Narrenschiff', zu Protokoll. Anfänglich waren die Behörden, die Ärzte wie auch der Klerus noch völlig ratlos und schienen vom Geschehen etwas überrumpelt.

Dies musste weitere Stadtbürger Strassburgs inspiriert haben, tanzten doch Ende August bereits an die 400 Menschen in einer Art von **Ekstase** oder **Hysterie**, verbunden mit viel Schmerz und Pein. Es traten Zittern auf, Muskelverspannungen, Verrenkungen, Unruhe, unkoordinierte Bewegungsabläufe, dann wurden die Tänze immer wilder, fanden kein Ende und mündeten in eine ekstatische Form von Verzückung und Rausch.

Es mochte sein, dass die Betroffenen an Kopfschmerzen, Übelkeit, Schwindel und Kurzatmigkeit litten. Es machte sich Angst breit, Angst vielleicht vor Hexenzauber, aber auch Panik von weiteren Dingen, etwa vor dem Einfluss des Übersinnlichem, vor Gottesstrafen, vor Teufeln und Hexen und Naturkatastrophen, vor Pest-, Cholera-, Pocken- und Typhusepidemien. Und vielleicht auch Angst vor kommenden apokalyptischen Kriegen usw. Jedoch nicht allein bei den Tanzenden, sondern bei vielen anderen Strassburgern selbst.

Oder die Tanzenden empfanden das genaue Gegenteil: vielleicht fühlten sie sich körperlich endlich befreit, also frei von religiösen Zwängen und Existenzängsten. Womöglich empfanden sie während des Veitstanzes gleich abwechselnd mal das Eine, mal das Andere.

Das ganze Spektakel hatte über Wochen, ja gar Monate gedauert, was schon etwas eigenartig war. Man tanzte ohne Unterbruch bis zur totalen Erschöpfung und Dutzende starben (?) in der Folge an Überhitzung, Dehydration, Unterzuckerung und Übermüdung, insbesondere konkret an einem Herzinfarkt oder Hirnschlag. Aber auch dies mag Legendenbildung sein. Es wurde auch widersprochen, dass die Tanzenden Schaum vor dem Mund gehabt hätten und widersprochen, dass einige von ihnen an Erschöpfung verstorben seien. Nicht einmal eine grosse Hungersnot hatte es um diese Zeit in Strassburg gegeben, immerhin war diese Stadt reich und viele Bürger wohlhabend.

Es ergötzten sich immer mehr Schaulustige an diesem makabren Theater. Endlich reagierte die Stadtbehörde resp. einige angesehene und wohlhabende Adelige. Sie konsultierten Mediziner. Diese kamen zum Schluss, dass es das ‚**überhitzte Blut**' der Tanzenden sein musste, welches diese zum **Tanz bis zum Tod** veranlasste. Diese Diagnose entsprach der galenschen Humoralvorstellung der Ärzte der damaligen Zeit, was nun jedoch die Mediziner zu einem höchst zweifelhaften Therapiegedanken führte.

Man beschloss fatalerweise, dass die bereits Tanzenden sich noch vermehrt austoben und sozusagen freitanzen sollten, um quasi ihre Tanzwut ‚abzuschütteln' oder zu ‚verschwitzen'. Das Forcieren des Tanzens verstand man als eine Art von ‚rhythmischem Antidot', ausserdem sollte das Tanzgift - humoralpathologisch gemäss der 4-Säftelehre des Galen gedacht - möglichst rasch aus dem Körper geschwitzt werden.

Zu diesem Zweck stellte die Stadtbehörde zwei grosse Hallen und den Kornplatz zur Verfügung, damit dort - mit Unterstützung durch ausgewählte Helfer - weiter getanzt werden konnte. Es wurden sogar Musiker angeheuert, um mit Pfeifen und Schlagzeugen die Tänze zu forcieren. Auch professionelle und bezahlte Tänzer wurden hingeschickt mit dem Auftrag, die Tanzenden auf den Beinen zu halten und zu begleiten.

Eigens dazu wurde nun auch noch eine Bühne aufgebaut. Zusätzlich, zur Anheizung des Tanzes, wurden weitere Trommler und Pfeifer herberufen, um die Veitskranken musikalisch und taktmässig in ihrem Tanz zu beflügeln. Man bot auch eigentliche Helfer und Unterstützer auf, die die Tanzwilligen halten und führen und animieren mussten.

Die ekstatische Tanzform weitete sich nun erschreckend aus und als gegen Ende August desselben Jahres bereits rund 400 Menschen dem Veitstanz verfallen waren, erhöhte sich inzwischen nun auch die Anzahl der Todesfälle. (Wird von Forschern jedoch auch in Abrede gestellt.) Daher ist dies keine gesicherte Tatsache. Aber schliesslich kam der Stadtrat zur bitteren Erkenntnis, dass er einen Fehler gemacht hatte und befahl, die Veitstänzer von nun an nicht mehr weiter ‚anzuheizen'. Die Hysterie wurde sozusagen behördlich gelenkt für beendet erklärt.

Dieses eigentümliche Schauspiel beschäftigt noch immer Forscherinnen und Forscher. Immerhin gibt es Aufzeichnungen, die behaupten, dass am Höhepunkt der Tanzwut bis zu 15 Menschen pro Tag verstarben.

Geschichtlich befassten sich zwei bekannte Persönlichkeiten mit der Strassburger Tanzwut.

Zum einen:
Paracelsus: Paracelsus dachte, dass jene Frau, die mit dem Tanzen in Strassburg begann, nur ihren Mann blamieren wollte. Diese Frau hiess angeblich Troffea. So solle sich jedes mal, wenn sie mit ihrem Mann in Streit geriet, so verhalten haben, als sei sie krank. Sie habe komische Tänze vollführt und dabei ohne Unterbruch gesungen. Erst als ihr Trick zu funktionieren schien, begannen andere Frauen ebenfalls zu tanzen, um ihre Männer zu verärgern, so Paracelsus.

Schon Paracelsus also, einhundert Jahre später auch Thomas Sydenham versuchte, das Phänomen der Tanzsucht als natürliche Krankheit (nicht als gottgewollte) einzustufen und insbesondere Paracelsus war der Meinung, dass es sich dabei um eine Gehirnstörung handele. Sydenham wies später nach, dass Chorea auch postinfektiös entstehen konnte.

Paracelsus stellte drei Formen, resp. Ursachen der Tanzsucht fest:
Die erste war die ‚**Chorea lasciva**', ausgelöst durch sinnlicher Begierde, sexuellem Verlangen und leidenschaftlicher Aufregung. Diese sei der Auslöser bei Frau Troffea gewesen. Dabei handelte es sich gemäss Paracelsus um eine mentale, psychische Form der Tanzsucht.

Die zweite war die ‚**Chorea imaginativa** aestimative, verursacht durch Einbildung. In diesem Sinne war sie keineswegs organisch bedingt, sondern mental.

Die dritte war die ‚**Chorea naturalis** coatta'. Sie sei eine organische Form der Krankheit und werde verursacht durch körperliche Ursachen. Er betrachtete diese Form als organisch bedingt. Dies entspräche heute der Chorea Huntigton.

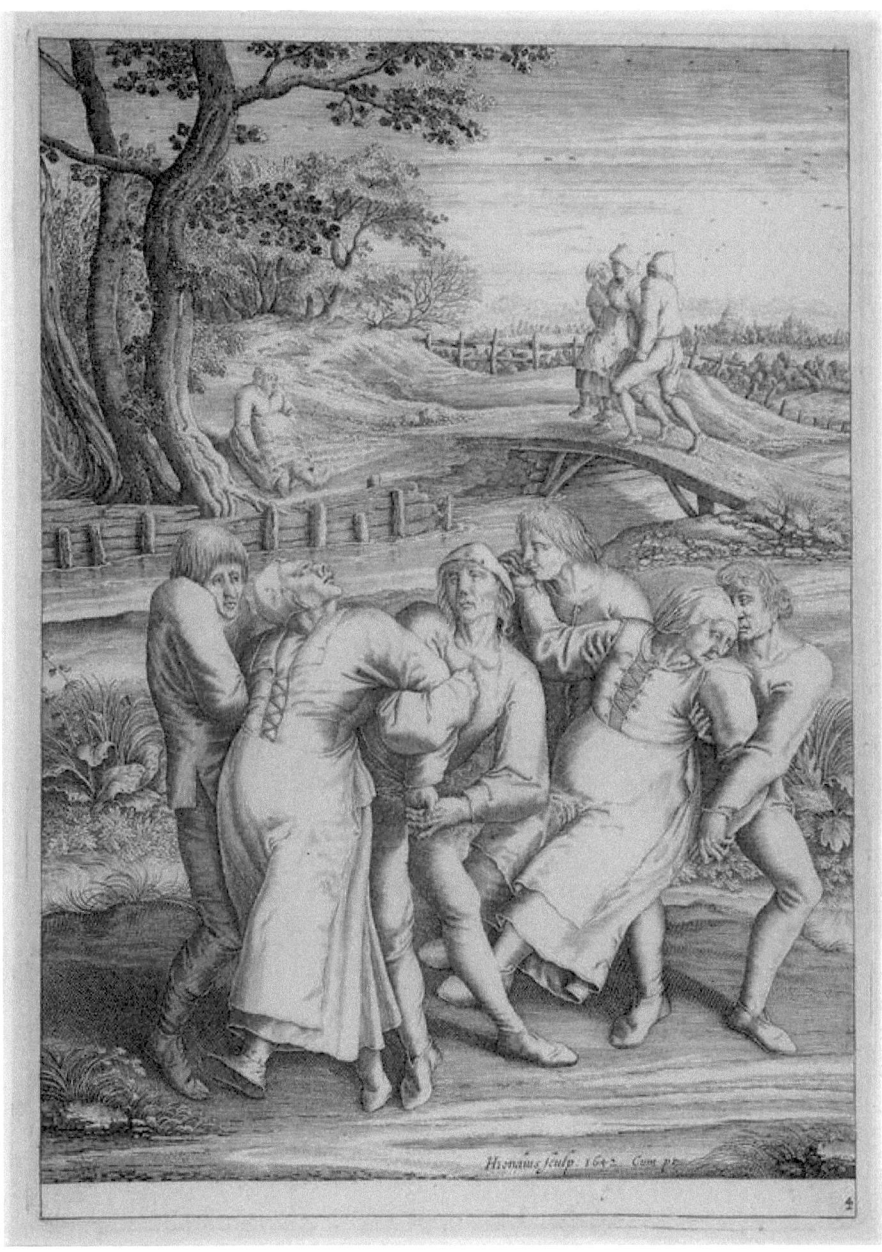

Kupferstich des Henrik Hondius von 1564 zeigt völlig durchgedrehte Tänzerinnen auf der "Wallfahrt der Fallsüchtigen nach Meulebeeck". Foto: Gemeinfrei

Im historisch-literarischen Anekdoten und Exempelbuch aus dem Jahre 1824 kann nachgelesen werden, dass die Elsässer Tanzwut 1418 ausgebrochen sei, nicht 1518. Dies mag wohl ein Druckfehler sein: ,Als im Jahr 1418 der St. Veitstanz im Elsass ausbrach, war der Magistrat zu Strassburg wegen Heilung dieser Krankheit sehr besorgt. Er liess die Kranken in die St. Veits-Kapelle zu Rosenstein bringen, wo sie gepflegt und gewartet wurden. Von diesem damaligen Tanze finden sich in einer Strassburger Chronik die Reime:

St. VeitsTanz Anno 1418.

„*Viel hundert fingen zu Straßburg an,*
Zu tanzen und springen, Fraw und Mann,
Am offenen Markt, Gassen und Straßen,
Tag und Nacht, ihrer viel nicht assen,
Bis in das Wüthen wieder gelang
St. Veitstanz ward genannt die Plag.'"

Historisch-literarisches Anekdoten- und Exempelbuch (Band 1, S. 6), 1824, Verlag der Stettinischen Buchhandlung.

Diese Kapelle stand nahe der Stadt Saverne, Niederelsass. Dorthin wurden die Tanzwütigen nun geführt. Man las ihnen zugleich die Messe. Jeder erhielt ein Paar rote Schuhe, um mit diesen vor die Holzfigur des Wundertäters Sankt Vitus zu treten. *,An den Schuhen war unten und oben ein creutz mit balsam aus salböl und mit weywasser besprengt in St. Veits namen, da halff ihn vast allen.'*

Aus: Daniel Specklin (1536–1589), Strassburger Chronik

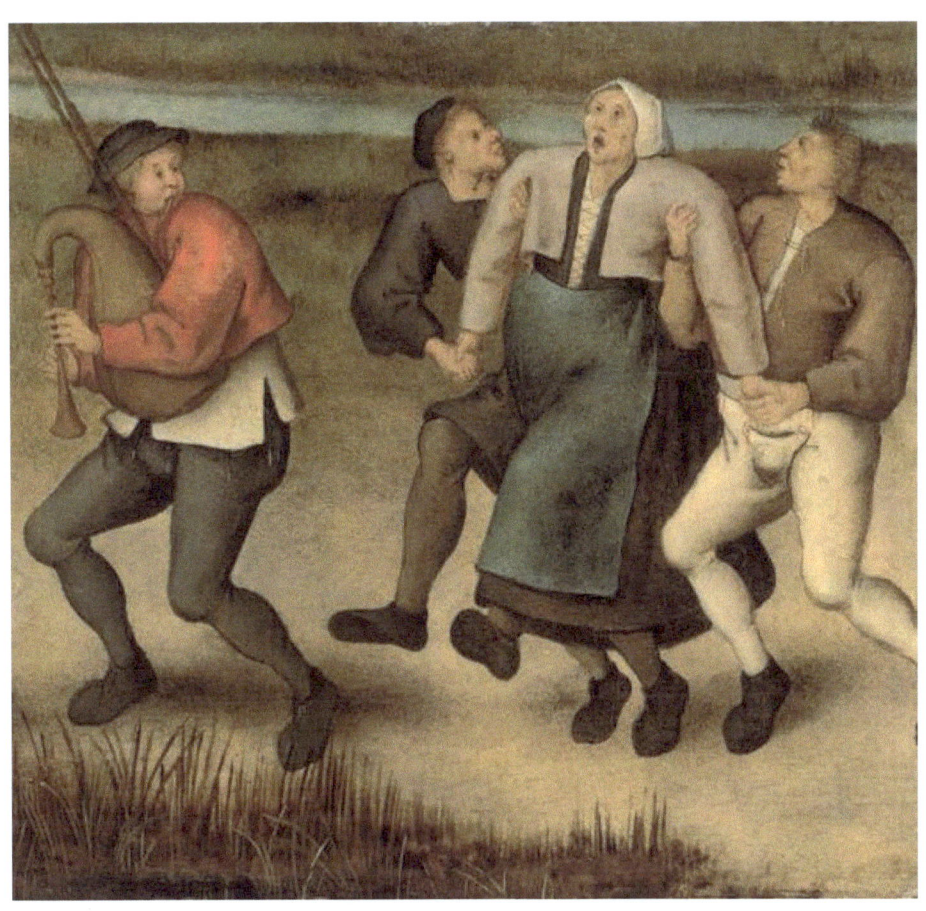

Detail einer Zeichnung nach Bruegels «Die Wallfahrt der Fallsüchtigen nach Meulebeeck». bild: Wikimedia

Auszug aus Sebastian Brant's ‚Narrenschiff' (S. 143):

‚61. *Vom Tanzen*
Das Best am Tanzen ist, dass man
Nicht immerfort nur geht voran,
Sich auch wohl wieder wenden kann.

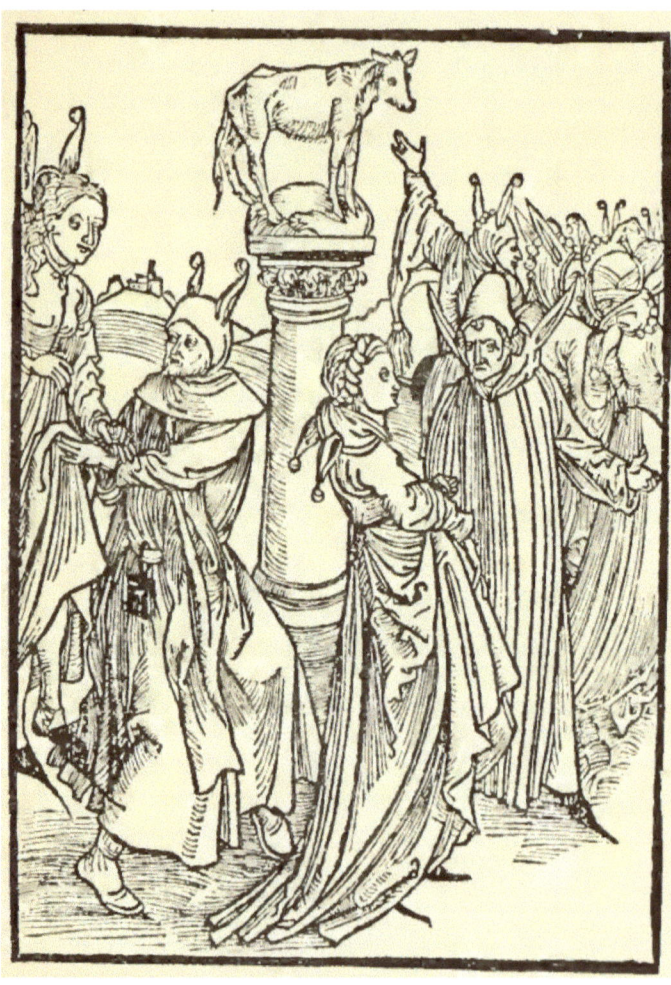

Bild aus: Sebastian
Brands
Narrenschiff
Ein Hausschatz
Zur Ergetzung und Er-
bauung

Erneuert von
Karl Simmrock

Berling
Franz Lipperheide
1872

Internet Archive:
Digital Library of Free
& Borrowable Books,
Movies, Music &
Wayback Machine

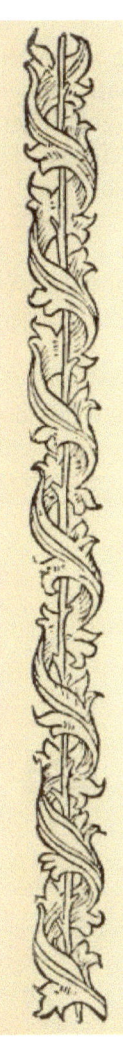

Für Narren hielt ich die bisher,
Die so zum Tanze treibt Begehr,
Dass man sie springen sieht wie taub,
Um müde Füsse nur im Staub.

5 Gedenk ich aber nun dabei,
Wie der Tanz aus Sünd entsprungen sei,
So merk ich und mir bleibt kein Zweifel,
Dass ihn erfunden hat der Teufel.
Als er das goldne Kalb erdachte,
10 Damit man Gottes Wort verachte.
Noch viel er so zuwege bringt;
Viel Uebels aus dem Tanz entspringt:
Hochfahrt zunächst und Ueppigkeit
Und Anlass zur Unlauterkeit.
15 Da schleift man Venus bei den Händen;
Alle Ehrbarkeit muss sich da wenden.
Und gewiss auf Erden findet sich
Kein Spiel, das so dem Ernste glich'.
Seit man das Tanzen auserdacht,
20 Auf Kirchweih und Primitz gebracht,
Da tanzen Pfaffen, Mönche, Laien;
Die Kutte muss sich hinten reihen.
Da läuft man, wirft umher wohl Eine,
Dass man hoch sieht die blossen Beine,
25 All andrer Schanden zu geschweigen.
Der Tanz schmeckt besser da als Feigen.
Wenn Hans mit Grethen tanzen mag,
Ihn hungert nicht den ganzen Tag.
Sie werden bald des Kaufes eins
30 Wie man den Bock geb um die Geiss.
Soll das nun Kurzweil sein genannt,
So hab ich Narrheit viel erkannt.
Des Tanzes pflegen Weib und Mann,
Die doch kein Tanz ersättgen kann.

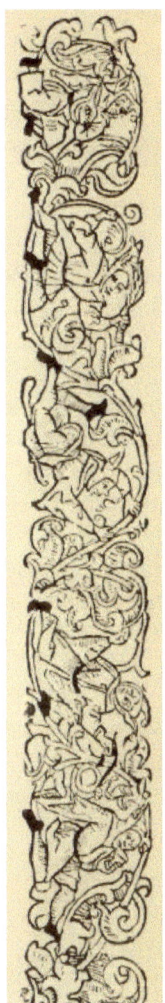

Ausblick auf Band 3

Im nächsten Band wird die Vorbedingung behandelt, die später in die zaghaften Anfänge der frühen Psychiatrie führte. Wir beginnen mit der anatomischen Forschung, die oft mittels streng verbotener Sektionen an kurz zuvor verstorbenen Menschen erfolgte. Dann folgen Ausführungen über die Alchemie, die Iatrochemie, die Iatrophysik, die Iatromedizin uns über die Iatroastrologie und – Theologie.

Es werden einige Exponenten der Renaissance beschrieben, die an einer Befreiung der Irren aus dem Griff des christlichen Glaubens mitwirkten und die Irrsinnigen aus dem Einfluss der Kirchen entziehen wollten.

Diese Exponenten – wie ein Descartes, ein Paracelsus, ein Melanchthon und die Kirchenkritiker Juan Luis Vives und der deutsche Johannes Weyer - waren allesamt Kritiker der Kirche und fürchteten Teils persönliche Verfolgung und Verurteilung durch die göttlichen Herrscher ihrer Zeit.

Sektionen und anatomische Forschung
Alchemie, Iatrochemie, -Physik, -Medizin, -Astrologie und Iatrotheologie
Descartes
Paracelsus
Syphilis
Reformation (1517 – 1648)
Philipp Melanchthon
Juan Luis Vives und Johann Weyer